Springer Wien New York

Yürgen Oster

Qigong der Wudang-Mönche

Zurückkehren zum Ursprung

Springer Wien NewYork

Yürgen Oster
Mainz, Deutschland
www.oster-dao.de

© 2008 Springer-Verlag/Wien
Printed in Austria

SpringerWienNewYork ist ein Unternehmen von
Springer Science+Business Media
springer.at

Korrektorat: Mag. Angelika Heller
Satz: Michael Karner, 2640 Gloggnitz, Austria – www.typografie.co.at
Druck: Holzhausen Druck und Medien GmbH, 1140 Wien, Austria

Gedruckt auf säurefreiem, chlorfrei gebleichtem Papier
SPIN 12061303

Mit zahlreichen (großteils farbigen) Abbildungen

Bibliografische Information der Deutschen Nationalbibliothek
Die Deutsche Nationalbibliothek verzeichnet diese Publikation in der Deutschen
Nationalbibliografie; detaillierte bibliografische Daten sind im Internet über
http://dnb.d-nb.de abrufbar.

ISBN 978-3-211-75639-3 SpringerWienNewYork

Meinen Eltern,
meinen Lehrern,
meinen Kindern,
meinen Schülern,
und für Linus, der ganz am Anfang steht.

Inhaltsverzeichnis

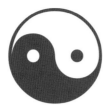

Zu Anfang des 21. Jahrhunderts ist in der westlichen Kultur jenes Symbol der beiden sich umschlingenden Tropfen im Kreis, ein schwarzer und ein weißer, hinlänglich bekannt. Man nennt es Yin-Yang, was einigermaßen richtig ist, und weiß etwas über männlich-weiblich dazu zu sagen.

Ebenso findet man gelegentlich in Kreuzworträtseln die Frage nach einer chinesischen Philosophie mit drei Buchstaben, welche mit »Tao« zu beantworten ist. Trifft man in unseren Parks auf Menschen, die ruhig fließende, langsame Bewegungen machen, so hört man schon mal die Bemerkung vorbeigehender Passanten: »Das ist Tai Chi« oder »Das ist Chi Kung«.

Mehr wissen die meisten nicht; stehen bleiben inzwischen nur noch wenige, und verwundertes Kopfschütteln, wie noch vor einem Vierteljahrhundert, ist kaum mehr die Reaktion. Das kleine Büchlein »Tao Te King«, vor ca. 2.500 Jahren niedergeschrieben, fand schon im 18. Jahrhundert seine ersten europäischen Liebhaber und die Zahl der Übersetzungen ist inzwischen unüberschaubar geworden. Dabei sind die Interpretationen ebenso vielfältig und fast ein jeder kann seine Meinung über den Lauf der Dinge in einer dieser Versionen bestätigt finden. Zum Teil liegt das am saloppen Handwerk der Übersetzer, zum Teil aber auch in der Sache selbst begründet.

Sogar die Verführung zu oberflächlicher Handwerklichkeit liegt teils in der Sache. Versucht man daoistische Texte nicht nur zu übersetzen, sondern auch zu begreifen, dann gleiten sie einem durch die Finger wie »glitschige Fischlein«. Die Probleme entstehen nicht nur durch die Andersartigkeit der chinesischen Sprache, die Texte scheinen es darauf angelegt zu haben, mehrdeutig zu sein. Selbst in den chinesischen Interpretationen gehen die Meinungen oft deutlich auseinander.

Hingegen leicht zu beruhigen sind Irritationen, die durch verschiedene Schreibweisen der lateinischen Schrift entstanden sind. Um die chinesische Aussprache zu umschreiben, bräuchte man für jede Sprache eine eigene Lautsprache, denn ein Deutscher wird die drei Buchstaben »TAO« anders aussprechen als ein Franzose, ein Amerikaner oder ein Spanier.

Früher war das nach seinen Erfindern benannte Wade-Giles-System, das zur phonetischen Umschrift des Chinesischen in lateinische Schrift diente, weit verbreitet.

Seit den achtziger Jahren des 20. Jahrhunderts setzt sich mehr und mehr die Pinyin-Umschrift aus der Volksrepublik China durch. Habe ich bis hier bewusst das alte Wade-Giles-System benutzt, werde ich im weiteren Verlauf des Buches nur noch die Pinyin-Umschrift anwenden. Im Anhang finden Sie dazu eine Liste bekannter Begriffe in beiden Schriften und eine Anleitung zur korrekten Aussprache des Pinyin. Denn dies wird ja auch nicht so gesprochen, wie es geschrieben ist.

Die in diesem Buch vorgestellte Übung daoistischer Mönche aus dem Wudang-Gebirge trägt den Namen **Xian Tian Hun Yuan**. Den ersten Teil, *Xian Tian*, habe ich übersetzt mit *Seiner Natur folgen*, obwohl es wörtlich anders übersetzt werden müsste. Warum ich mich so entschieden habe, erkläre ich später.
Der zweite Teil des Namens, *Hun Yuan*, bedeutet *sich vermischen mit dem Ursprünglichen, dem Ersten*.
Das ist nun ein zutiefst daoistischer Gedanke im Sinne des Daodejing, sich wieder zu vereinigen mit dem Ursprung, wieder eins zu werden mit seiner ursprünglichen Natur.
Auch im Zhuangzi, dem zweiten Klassiker frühdaoistischer Kultur, wird in kleinen Allegorien der Zustand unverbildeter Natürlichkeit gepriesen, und dieser Gedanke taucht ebenso wieder auf in Sätzen des Chan-Buddhismus (Zen), der in der Begegnung mit dem Daoismus seine Form gefunden hat.
Seiner Natur folgen – zurückkehren zum Ursprung. Das ist keine Zeitreise in die Vergangenheit, nicht zum Augenblick der Geburt oder Zeugung, nicht in ein früheres Leben. Der Ursprung, zu dem wir uns begeben, ist immer, in jedem Augenblick existent. Er ist der Augenblick, den wir aus den Augen verlieren, wenn wir nach verlorenen Augenblicken suchen, wenn wir zukünftige Augenblicke planen, aber im entscheidenden Moment nicht anwesend sind. Der Ursprung ist der Quell des Daseins, der nicht an eine Zeit gebunden ist, aus dem ständig das Neue sprudelt, welches dann davonfließt, uns unter den Fingern zerrinnt, sich im Unendlichen verströmt. Der Ursprung ist das Dao, bevor es in Erscheinung tritt, das sich in absoluter Harmonie befindet, bevor Harmonie entsteht. Der Ursprung ist kein Zeitpunkt und kein Ort; er ist der Zustand, bevor die Welt zustande kommt.
Die höchste Auszeichnung, die einem Daoisten widerfahren kann, ist die Ehrung als Unsterblicher. Das ist nicht unbedingt wörtlich zu nehmen, es ist vergleichbar einer Heiligsprechung oder der buddhistischen Verehrung als Erleuchteter. Ein Unsterblicher lässt sich von nichts Äußerem mehr bewegen. Er ruht vollkommen in sich und ist eins geworden mit dem Dao, hat sich mit dem Ursprünglichen verbunden, ist eingetreten in die Mitte des Rades, wo keine Bewegung stattfindet, wo nur Ruhe herrscht.

Die vorgestellte Übung ist kein Wundermittel, kein Zauber, der uns in eine andere, eine mystische Welt versetzen könnte. Es ist eine Übung, bei der wir immer wieder von Neuem anfangen, Mal für Mal unmerklich tiefer eindringen. Es ist »Gong« auf Chinesisch; Bemühen, die Voraussetzung zum Erlangen einer Fertigkeit.

Die Übung wird auf drei Ebenen des Fortschreitens beschrieben. Sicher gibt es noch eine oder mehrere Ebenen darüber hinaus, aber es wäre vermessen, alles in ein Buch packen zu wollen. Irgendwann kann man Qigong nicht mehr ohne Lehrer weiter lernen. Irgendwann funktioniert nur noch die direkte Vermittlung.

Wenn Sie vorerst mit dem Buch arbeiten wollen, dann gehen Sie bitte langsam vor. Seien Sie nie ungeduldig, warten Sie die Schritte der Entwicklung ab. Versuchen Sie nicht, Fernes zu erreichen und dabei Naheliegendes zu übergehen.

Es gibt kein Maß, wie lange es dauert, bis Sie zur zweiten Ebene vordringen können, denn jeder ist ein Individuum, jeder hat einen anderen Hintergrund, jeder ein anderes Vermögen. Jeder ist sich selbst der Maßstab.

Am Ende jeder Übungsebene gebe ich die dazu gehörende Atmung an, aber bevor Sie sich auf diese konzentrieren, sollten Sie sich mit der Bewegung vertraut machen. Erst wenn Ihnen die Abfolge der Übung, so wie sie in jeder Ebene beschrieben ist, leicht fällt und ein angenehmes Gefühl entsteht, beginnen Sie, die Atmung entsprechend anzupassen. Wenn dann auch die Atmung geläufig ist, können Sie sich langsam mit der nächsten Ebene beschäftigen. Auch dabei gehen Sie bitte langsam vor, Schritt für Schritt. Versuchen Sie nicht gleich die ganze Folge zu ändern. Am besten ist es, wenn Sie gar nicht merken, wie Sie von einer Ebene in die nächste wechseln, wenn alles ganz natürlich vonstatten geht.

Will man den Begriff Qigong übersetzen, so hat man es mit dem zweiten Teil nicht schwer. Gong bedeutet »arbeiten, sich mit etwas beschäftigen, Mühe, Bemühung, auch Fähigkeit, Können«. Aber wie soll man Qi übersetzen? Was in der chinesischen Kultur während der letzten 3.000 Jahre darunter verstanden wurde, hat sich zwar im Laufe der Zeit auch in China gewandelt, hatte aber nie ein eindeutiges Äquivalent im Denken des westlichen Kulturkreises. Wenn wir heute von Energie, oder besser von Lebenskraft, reden, bewegen wir uns zwar nicht auf wissenschaftlich gesichertem Boden, kommen dem Verständnis bzw. einer Erklärung aber nahe.

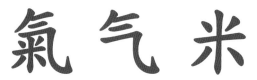

Qi = Lebenskraft   Qi = Atem, Dunst   Mi = Reis

Betrachten wir das alte chinesische Schriftzeichen (s. Abb.). Es setzt sich zusammen aus den Elementen Qi für Dampf, Dunst oder Atem und Mi für (ungekochten) Reis. Diesen letzteren Teil hat man leider bei der Einführung vereinfachter Zeichen weggelassen. Leider, weil sich aus der Zusammensetzung der beiden Elemente interessante Deutungsspektren ergeben. Zunächst benennt das Schriftzeichen die beiden lebensnotwendigen Nahrungen des Menschen und so wird Qi auch in der chinesischen Medizin verstanden, wie wir später sehen werden. Es zeigt uns aber auch die Spannbreite, in der wir Qi vorfinden: Im flüchtigen, kaum wahrnehmbaren Äther ebenso wie im festen, konzentrierten Samenkorn.

Von der ursprünglichen Bedeutung »Nahrung« weitete sich der Begriff über das »Nährende« zum »Leben Spendenden« und letztlich bis zum ontologisch Schöpferischen aus. Das Schöpferische ist das Ur-Eine, welches aus sich selbst die Zweiheit des Yin und Yang erzeugt.

Die Idee, dass hinter der für uns unmittelbar erfahrbaren stofflichen Welt ein fein- und feinststoffliches Treiben stecke, wurde verfolgt bis hin zum Nichtstofflichen, welches als himmlischer Geist bezeichnet wird. Mit dem »himmlischen Geist« ist kein schöpferisch tätiges Wesen, sondern der gänzlich unstoffliche Zustand des Qi gemeint. »Geist« wird hier als Metapher benutzt, geschöpft aus der Vertrautheit mit dem menschlichen Geist, dem Feinststofflichen, das für uns erfahrbar ist.

In diesem Sinne besteht das gesamte Universum aus Qi, ganz gleich ob als stoffliche oder als nichtstoffliche Erscheinungen und Ereignisse, ob belebt oder leblos. Qi bestimmt alle Vorgänge, im Großen wie im Kleinen. Qi ist das Wesen des Dao.

Die chinesische Kunst der Geomantik Feng-Shui, wörtlich *Wind und Wasser*, beschäftigte sich ursprünglich mit der Suche nach den besten Plätzen für die Lebenden und für die Toten. Auch in der moderneren Ausprägung wird auf die Anordnung lebloser Dinge Wert gelegt, weil sie den Fluss der Energie verstärken oder stören könnten.

Die chinesische Medizin fragt bei der Definition von Qi danach, was einen leblosen Körper von einem lebendigen unterscheidet und im Qigong interessiert uns, was eine normale Bewegung von einer Qigong-Bewegung unterscheidet.

Die Erscheinungsformen des Qi sind verwirrend vielfältig, doch ich werde versuchen, etwas Ordnung in dieses Konzept zu bringen.

1. Das ganze Universum besteht aus Qi in unterschiedlicher Dichte und Qualität.

Die Dichte umfasst alles; vom Nichtstofflichen über das Feinststoffliche, dem Feinstofflichen bis hin zum Grobstofflichen. Im menschlichen System ist Qi in allen Dichten enthalten.

2. Die Qi-Qualität kann Yin oder Yang sein.

Die Qualität ist abhängig von der Dichte und von ihrer Bewegungsrichtung. Yang ist feinstofflich bzw. in Bewegung auf das Feinstoffliche hin. Yin ist grobstofflich bzw. in Bewegung auf das Grobstoffliche hin. Dunst zum Beispiel kann aufsteigen oder sich senken. Er ist von gleicher Dichte aber unterschiedlicher Bewegungsrichtung.

3. Die verschiedenen Aggregatzustände von Qi interagieren unablässig und bewirken ständige Veränderung. Daraus entstehen die unzähligen Wesen und Erscheinungsformen.

Die Wesen und Erscheinungen sind von unterschiedlicher Dynamik und Ausgewogenheit. Nichts im Kosmos ist stabil oder fertig. Alles ist in unaufhörlicher Bewegung, da die Polarisierung, die Quelle des Seins, ohne Anfang und Ende ist.

Wenn wir bei Lebewesen vom Qi im Körper reden, so ist dies, wie es meistens verstanden wird, irreführend. Der ganze Körper besteht aus Qi in unterschiedlicher Dichte, Yin- und Yang-Qualität und verschiedenen Charakteren. Mehr dazu erfahren Sie im Kapitel »Wie das Qi in den Körper kommt«.

Wu Xing

Den Charakter des Qi differenziert man nach den *Fünf Wirkkräften* Wu Xing. Bevor wir das auf den Menschen übertragen, betrachten wir es am Beispiel des Jahreslaufes. Jede Jahreszeit hat ihre eigene Wirkkraft. Auch wenn sie fließend ineinander übergehen, so spüren wir doch, wenn die Frische des Frühlings in die Atmosphäre eingezogen und der Winter vorüber ist. Das Gleiche können wir über die Tageszeiten sagen.

Wie auf unserem Planeten gleichzeitig in einer Zone Morgen und in einer anderen Mittag oder Abend ist, so sind die verschiedenen Wirkkräfte gleichzeitig im Menschen vorhanden und gehen gleichsam ineinander über. Sie werden aufgrund ihrer Charaktere folgendermaßen benannt: Holz, Feuer, Erde, Metall und Wasser.

Verwechseln Sie diese Bezeichnungen nicht mit der griechischen Elementenlehre oder einem anderen System, bei dem ähnliche Namen benutzt werden.

Die fünf Wirkkräfte des Qi manifestieren sich im Körper, am deutlichsten in den Organen. Diese werden in Yin- und Yang-Qualität unterschieden. Yin sind die kompakten Organe Leber, Herz, Milz, Lunge und Nieren, welche Energie verteilende Aufgaben im System übernehmen. Yang sind die Hohlorgane Gallenblase, Dünndarm, Magen, Dickdarm und Blase, die der Aufnahme und Ausscheidung von Nahrung dienen.

Die Organe kooperieren mittels der Qigefäße (auch Leitbahnen oder Meridiane genannt) mit den Körpersystemen Muskulatur, Blut- und Flüssigkeitskreisläufen, Bindegewebe, Haut, Skelett und Nervensystem, dem auch das Gehirn zugeordnet wird. Die Charaktere öffnen sich in die Welt durch die Sinnesorgane.

Holz

 Jene Wirkkraft, die sich in der Leber manifestiert, wird »Holz« genannt, weil ihr Charakter jedes Vorgehen, jede Bewegung nach außen, jedes sich Äußern unterstützt. Wie die Kraft des Frühlings alles aus der Erde treibt, wachsen und sprießen lässt, so nährt die Energie des Holzes unser Wachstum, lässt den Blick nach außen richten, Neues entdecken und schickt uns auf Reisen. Wird ihr Drang reglementiert oder unterdrückt, entstehen Ärger, Wut und Zorn. Wir kennen die Redensart, dass einem eine Laus über die Leber gelaufen ist, man dann womöglich Gift und Galle spuckt.

Die Leber speichert das Blut. Bewegt sich der Mensch, strömt das Blut in die Muskulatur, begibt er sich zur Ruhe, fließt das Blut zurück zur Leber. Unreines Blut beeinträchtigt die Funktion der Leber. Eine gestörte Leberfunktion verdirbt das Blut. Der Zustand der Sehnen bedingt die Bewegungen der Gelenke und der Muskeln. Darüber werden unsere physischen Aktivitäten beherrscht. Ist die Funktion des

Holzes nicht in Harmonie, zeigt sich das in Bewegungsstörungen, Muskelkrämpfen und dem Verlust der Kraft.

Feuer

 Auch in unserem Volksmund ist der Gedanke, das Herz mit Feuer zu verbinden, geläufig. Flammende Herzen schlagen nicht nur in den Schlagertexten, sie zeigen sich schon lange in den geöffneten Brustkörben von Jesus- und Marienstatuen. Es lodern heftige Gefühle in der Brust, man ist Feuer und Flamme, in Liebe entbrannt und das alles verbinden wir mit dem Herzen. Das Herz gilt auch uns als das wichtigste Organ. Man bezeichnet es als den Herrscher über die anderen Organe. Ein gesundes Herz bereitet dem Menschen Freude.

Es heißt auch »Denn wes das Herz voll ist, des geht der Mund über« (Lukas 6,45). Nach der chinesischen Medizin öffnet sich die Herz-Energie auf der Zunge. Feuer transzendiert und setzt gebundene Energie frei. Die Wärme des Feuers soll sich im ganzen Körper verteilen. Doch wenn das Herzfeuer zu stark lodert, treibt es den Menschen hoch. Er reißt die Arme nach oben, springt von seinem Platz auf oder vollführt sogar einen Freudentanz. Staut sich das Qi im Herzen, so führt das zu übertriebener Lustigkeit oder Hysterie.

Erde

 Die Erde ist die Mitte. Sie ist sowohl die Substanz als auch der Planet. Aus der Erde kommen wir hervor, beziehen aus ihr unsere Nahrung und kehren wieder zu ihr zurück, zumindest das Substanzielle von uns. Die Erde vermittelt zwischen allen Lebewesen, verbindet uns miteinander. Sie manifestiert sich in der Milz und im Magen, in unserer Körpermitte. Die Erde steht für die Mitte, für die unendliche Weite. In der Unendlichkeit ist jeder Punkt ein Mittelpunkt. Die Wirkkraft der Erde gewinnt in der Milz aus der Nahrung Qi. Sie trennt Reines von Unreinem. Im Geist lenkt sie die Gedanken. Der aus dem Englischen eingedeutschte Begriff des Spleens verweist auch auf die – geschädigte – Milz als Urheber schrulliger Ideen. Wer sich zu viele Gedanken macht, wer in Grübeleien verfällt, schädigt die Erde.

Metall

 Die Wirkkraft, die Metall benannt wird, steht mit der Lunge in Verbindung. Metall ist eine Substanz, die wir aus der Erde hervorholen müssen und mithilfe des Feuers zunächst in flüssige Form bringen, um danach ein sehr hartes Material zu erhalten. Mit Metall können wir uns schützen oder Werkzeuge herstellen, mit denen wir Holz, Feuer, Erde und Wasser bearbeiten und trennen können. So steht Metall für alles, was trennt und was verbindet. Wie die Lunge Innen mit Außen verbindet. Die Lunge entzieht der Luft das reine Qi und vereint es mit dem Qi der Nahrung, das in der Milz gewonnen wird. Die Lunge verteilt das Qi im ganzen Körper und da sie das zuoberst liegende Organ im Körper ist, ist die Tendenz des Qi-Flusses aus der Lunge nach unten gerichtet.

Wasser

Leben hat sich im Wasser entwickelt, Leben kann ohne Wasser nicht sein. Die Wirkkraft des Wassers manifestiert sich in den Nieren. Wasser fließt immer zusammen, bedeutet Sammlung, Ruhe und Verinnerlichung. Von hier wirkt, was sich durch uns verwirklichen will. Kompakt wie ein Samen, der im Winter ruht und auf das Frühjahr wartet, um sich zu entwickeln. Die Nieren werden auch als Wurzel des Lebens bezeichnet, da sie die Essenz speichern, die wir bei der Zeugung von den Eltern empfangen. Die Essenz »Jing« ist eine Form des Qi von feinstofflicher Natur, die aus gröberem Grundmaterial, den Fortpflanzungssäften, gewonnen wurde. Sie bestimmt unsere Konstitution, die Phasen unseres Lebens, die Wechsel von Kindheit, Pubertät, Reife, Alter und Tod. Ist die Essenz ausgiebig vorhanden, sind wir stark und vital. Wird sie schwach, werden auch wir schwach, sind anfällig für Krankheit und altern früh.

Wie das Qi in den Körper kommt

»Wenn es kondensiert, wird aus dem Qi ein Lebewesen, wenn es sich zerstreut, wird es zum Substrat der Wandlungen.« (Zhang Zai 1020–1077)

Wie bereits erwähnt, müssen wir alles, selbst die dichteste Substanz, als Qi verstehen. Auch das Feinststoffliche oder Immaterielle ist Qi. Dennoch reden wir auch von dem Qi, das im Körper zirkuliert. Wie kann man das verstehen? Nehmen wir als Beispiel das Wasser: Wenn es gefriert, wird es zu Eis und verliert die Eigenschaften, die wir mit Wasser verbinden: es fließt nicht mehr. Wird es erhitzt und steigt als Dampf auf, nennen wir es auch nicht mehr Wasser. Wir kennen das gleiche Element auch als Schnee, Regen, Hagel, Dunst, Wolken. Es ist immer Wasser, nur in unterschiedlicher Konzentration.

So reden wir auch bei den Lebewesen von dem fließenden Qi, welches sie von den leblosen Dingen unterscheidet. Im Augenblick der Zeugung, wenn männliche und weibliche Yang- und Yin-Energie in Form von Samen und Ovulum zusammenkommen, entsteht das ererbte oder ursprüngliche Qi (Yuanqi). Es ist dieses Qi, was die natürliche Veranlagung, die Konstitution eines Menschen ausmacht; das, was unsere individuelle Natur bestimmt.

Yuan

Das ursprüngliche, von den Eltern ererbte Qi kann nicht vermehrt werden. Im Laufe des Lebens wird das Erb-Qi verbraucht und es lässt sich nur bedingt qualitativ verbessern. Dazu soll ein Leben in Harmonie geführt, alle Aktivitäten, Arbeit und Ruhe, Sexualität und Ernährung im Gleichgewicht gehalten werden. Besonders hilfreich zur Stärkung des ursprünglichen Qi sind die Übungen des Qigong. Einige der esoterischen Schulen behaupten, es sei auch möglich, mit gezielten Qigong-Übungen das Ursprungs-Qi zu erneuern.

Nach der Geburt versorgen wir uns mit frischem Qi durch die Aufnahme von fester und flüssiger Nahrung, Atmung und Wärme. Für die zum Erhalt des Organismus verbrauchte Energie muss regelmäßig frische Energie dem System zugefügt werden. Möglichst gehaltvolle, frische Lebensmittel und reine, unverbrauchte und unbelastete Luft geben uns mehr und frischeres Qi.

Das in der Nahrung enthaltene Qi wird im Magen der Nahrung entzogen und über die Milz als Nahrungs-Qi (Guqi) zur Lunge gebracht.

Gu

Dort entsteht aus der Verbindung des Nahrungs-Qi und des Atmungs-Qi das Basis-Qi (Zongqi).

Zong

Wir finden für das Zongqi mehrere Übersetzungen, die teilweise sehr irreführend sind. Das Schriftzeichen Zong bedeutet in erster Linie »Ahne«. Das führt aber zu Verwechslung mit dem Erb-Qi.

Ein Teil des Basis-Qi geht direkt weiter ins Herz, wo es über das Blut im Körper verteilt wird. Deshalb nenne ich es Basis-Qi, weil es die Basis bildet zum Blut und zu weiteren, verfeinerten Arten des Qi.

Zhen

Indem dem Basis-Qi eine Prise des Ursprungs-Qi hinzugefügt wird,
entsteht das Wahre-Qi (Zhenqi), welches aber als solches gar nicht in Erscheinung
tritt, sondern sofort in zweierlei Funktion im Körper wirkt:

Ying

als das Leitende Qi (Yingqi), in den Qigefäßen zirkulierend und als Abwehr-Qi (Weiqi)
in den äußeren Körperschichten.
Das Qi in den Gefäßen steht in direkter Beziehung zu den Organen. Zwischen den
Organen findet ebenfalls ein Austausch von Qi statt.

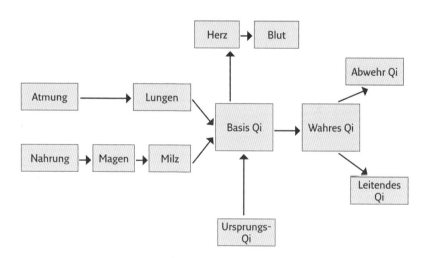

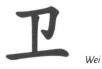

Wei

Das Abwehr-Qi an der Körperoberfläche schützt vor äußeren Einflüssen. Diese sind vor allem klimatischer Natur – Hitze, Kälte, Wind, Nässe, Trockenheit – die negativ auf das System einwirken können. Durch seinen Kontakt mit der Umwelt wird das Abwehr-Qi rasch erschöpft, was wir als Müdigkeit erleben. Wir möchten uns dann in eine geschützte Umgebung begeben, in der wir im Schlaf das Abwehr-Qi auffrischen können. Es zieht sich über die Augenwinkel in den Körper zurück, was uns veranlasst, die Augen zu schließen, und durchläuft einen Zyklus in den Yin-Organen, wo es regeneriert wird. Von dort steigt es erfrischt auf zu den Augen, die sich wieder öffnen und wir wachen auf. Aber auch mit Qigong-Übungen lässt sich das Abwehr-Qi stärken.

Da sich das Ursprungs-Qi nicht regeneriert, wird es kontinuierlich vermindert, was sich im Alter durch zunehmende Schwäche offenbart. Deshalb brauchen wir gerade im letzten Lebensabschnitt besonders viel frisches Nahrungs-Qi.

Die Beziehungen zwischen den Organen, den Gefäßen und dem äußeren Qi wurde in den Jahrhunderten von der chinesischen Medizin weitestgehend erforscht und ist inzwischen auch in deutscher Sprache ausführlich beschrieben. Es gibt aber durchaus unterschiedliche Betrachtungsweisen in der medizinischen Praxis und im Qigong.

Energie-Zentren

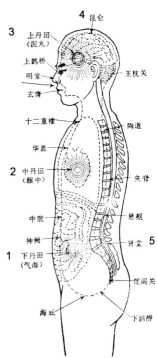

In der Qigong-Praxis legen wir das Hauptaugenmerk auf spezielle Punkte und die Dantian, das sind Qi-Zentren im Körper. Der Name bedeutet Elixier- oder Zinnoberfeld und verweist auf alchemistische Vorstellungen. Demnach sammelt sich Qi in den Dantian, von wo es bei Bedarf abgerufen wird.

Wenn im Allgemeinen von Dantian die Rede ist, wird damit das **untere Dantian (1)** gemeint. Sein Zentrum lokalisieren wir ca. zwei daumenbreit unterhalb des Bauchnabels und einige Zentimeter nach innen. Es ist das Körperzentrum und in einer modernen Betrachtung geht man auch davon aus, dass es dem Ausgangspunkt embryonaler Zellteilung entspricht. Hier lagert und sammelt sich die Energie für alle körperlichen Aktivitäten, der Leben erhaltenden Funktionen, der Fortbewegung und der Arbeit. Während Sie ruhig sitzend lesen, verbrauchen Sie verhältnismäßig wenig Energie. Sollten Sie nun aber aufstehen und einen schweren Gegenstand über eine größere Distanz tragen, würden Sie weitaus mehr Energie verbrauchen. Diese Energie ist auch jetzt schon vorhanden und lagert im unteren Dantian. Wenn sie gebraucht wird, können Sie sie abrufen. Die verbrauchte Energie muss dann über Nahrungsaufnahme erneuert werden.

Weil unser Qigong auf jeden Fall mit körperlicher Aktivität verbunden ist, hat das untere Dantian auch eine herausragende Bedeutung. Im gesunden Zustand verbindet uns das untere Dantian mit der Erde.

Das **mittlere Dantian (2)** liegt hinter der Mitte des Brustbeins. Es speichert vor allem die Energie, die wir für unsere Emotionen einsetzen, sowohl im Inneren als auch nach außen gerichtet. Im gesunden Zustand verbindet uns das mittlere Dantian mit unseren Mitmenschen, allen lebenden Geschöpfen und der Natur.

Zwischen den Augenbrauen über der Nasenwurzel liegt das **obere Dantian (3)**. In ihm lagert die geistige Energie. Im gesunden Zustand verbindet uns das obere Dantian mit dem Himmel, mit allen geistigen Kräften, der Inspiration, den Gedanken und Ideen, dem natürlichen Wissen, dem Willen und dem Unterbewussten.

Weitere wichtige Punkte sind:

Baihui (4) (hundertfaches Zusammentreffen) liegt auf dem höchsten Punkt des Kopfes, in der Verlängerungslinie vom tiefsten zum höchsten Punkt der Ohren auf der Mittellinie des Kopfes. Er entspricht dem Kronenzentrum bzw. dem 7. Chakra. Er ist das Qi Zentrum der Zirbeldrüse. Baihui ist die energetische Verbindung des Menschen zum Himmel.

Der Punkt **Mingmen (5)** (Lebenstor), den einige auch das vierte Dantian nennen, liegt auf der Wirbelsäule, gegenüber dem Bauchnabel. Der Punkt steht in Verbindung zu den Nieren oder Nebennieren, genau genommen zum Erb-Qi, noch genauer, zu der daraus entstandenen Essenz Jing. An einem solchen Beispiel zeigt sich, wie schwierig es ist, eine energetisch gedachte Funktion immer korrekt den materiellen Erscheinungsformen zuzuweisen.

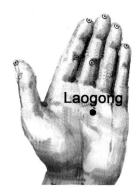

Laogong (Palast der Arbeit) liegt in der Mitte des Handtellers. Wenn Sie die Finger zu einer Faust ballen, liegt Laogong zwischen den Spitzen von Mittel- und Ringfinger. Über diesen Punkt lässt sich leicht Qi aufnehmen und abgeben.

Qihu (Fenster oder Tor des Qi) liegt direkt unter dem Schlüsselbein, drei Querfinger von der Mitte nach außen gemessen. Er ist der 13. Punkt auf dem Magengefäß. Über diesen Punkt nimmt die Lunge zusätzlich zur Atmung Qi auf.

Yongquan (sprudelnder Quell) bildet das Zentrum des Fußes, der einzige Punkt auf der Fußsohle, der erste Punkt des Nierengefäßes. Er stellt die Verbindung zu dem aus der Erde aufsteigenden Yin-Qi her.

In den Erklärungen zu der Qigong-Übung werden Sie diesen Punkten wieder begegnen und weitere kennenlernen.

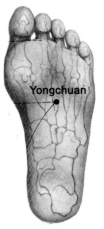

Vor vielen tausend Jahren, so stelle ich es mir vor, trat ein Mensch vor seine Höhle oder Hütte, sah die Sonne am Horizont aufsteigen, reckte und streckte sich, atmete tief ein und aus, schnaubte und gähnte und fühlte sich wohl. Weil er sich dabei wohl fühlte, wiederholte er dieses einfache Ritual jeden Morgen, ergänzte es im Laufe der Zeit um weitere Bewegungen und ermunterte seine Familie, es ihm gleich zu tun. Der Mensch war fasziniert von den Erfahrungen, die er machte, verspürte ein Strömen in seinem Körper und Veränderungen, die vorgingen, je nachdem, welche Haltungen er einnahm, wie er seinen Atem regulierte. Er entdeckte eine Methode, die von Generation zu Generation bis in unsere Zeit weiter entwickelt wurde und unter dem Namen Qigong nun weltweit Freunde findet.

Durch Orakel, Rituale, Tänze und Opfergaben versuchten die Menschen jener Zeit, die kosmischen Gegebenheiten zu erkennen, negative Tendenzen zu regulieren und sich selbst an den richtigen Platz in der kosmischen Ordnung zu stellen. Wenn auch die uns überlieferten Zeugnisse nicht älter sind als 2500 Jahre, so zeugen sie doch von einer hoch entwickelten Naturphilosophie, deren Beginn mit Recht auf das dritte vorchristliche Jahrtausend zurückgeführt werden kann. In dieser Epoche bildete sich ein mehr und mehr differenzierendes Verständnis für die das Sein bedingende Kraft aus, die wir Qi nennen.

Wann sich das Bild von einem die Welt erschaffenden und erhaltenden Phänomen zu einem den menschlichen Körper durchdringenden Lebensspender wandelte, ist nicht nachvollziehbar. Sowohl das Yijing, das Buch der Wandlungen, als auch Laozis Daodejing müssen mit dem Verständnis von Qi als prägender Kraft des Lebens gelesen werden.

Die für uns nachvollziehbare historische Entwicklung des Qigong ist verbunden mit inhaltlichen Veränderungen und ihren Zielsetzungen. Die wichtigsten Einflüsse kamen dabei aus dem Daoismus, dem Buddhismus, den Kampfkünsten und natürlich der klassischen chinesischen Medizin. Hierbei lassen sich keine strengen Trennlinien ziehen, die verschiedenen Strömungen flossen ineinander, verzweigten sich wieder und wurden miteinander verflochten. Heute stehen wir vor einem mitunter verwirrenden, lebendigen Mosaik, das vor unseren Augen sein Bild verändert und unter unserer Mitwirkung ständig neue, verwundernde Aspekte offenbart.

---

1   Dieses Kapitel wurde in leicht abgewandelter Form zuerst veröffentlicht im Special des Taijiquan Qigong Journals »Qigong für Einsteiger« a&o media, Hamburg 2003 und wurde von mir teilweise dem Wikipedia Lemma Qigong eingefügt.

Die Einflüsse der klassischen chinesischen Medizin

Das älteste überlieferte Werk der klassischen chinesischen Medizin, Huang Di Nei Jing So Wen (Fragen und Antworten des Gelben Kaisers zum Inneren), wird auf die Zeit um 200 v. u. Z. datiert. In ihm finden wir die ersten schriftlichen Hinweise auf Körperübungen zur Erhaltung der Gesundheit.

1973 wurden in dem Dorf Mawangdui, nahe bei Changsha, in einem Grab aus der frühen Han Zeit mehrere Seidentücher gefunden, teilweise bemalt, teilweise beschrieben mit historischen Texten wie dem Laozi. Ihr Alter datiert man auf ca. 2.500 Jahre. Ein Fragment zeigt 44 Menschen bei Übungen zum Führen des Atems und zum Dehnen des Körpers. Sie sind nach Tierstellungen oder den Krankheiten, denen sie entgegen wirken sollen, benannt.

Obwohl aus jener frühen Epoche der chinesischen Kultur mehrere Hinweise auf Qigong-Praktiken überliefert sind, ist es nicht möglich, aus den Abbildungen eine nachvollziehbare Methode abzuleiten.

Die Vorstellungen der chinesischen Medizin von den menschlichen Lebensfunktionen zeichnen völlig andere »Landkarten«, als die Naturwissenschaften. Dennoch entwickelten sie damit effektive Diagnose- und Therapiemethoden. Wie und warum sie wirken, ist bisher auch nur in der Sprache der chinesischen Medizin beschreibbar. Dabei geht sie selbstverständlich davon aus, dass der Fluss des Qi, seine

Qualitäten und seine Veränderungen, für das Auftreten von Krankheiten bzw. für das Wohlbefinden verantwortlich sind.

Als therapeutische Maßnahmen entwickelte die chinesische Medizin Akupunktur und Massage, Heilkräuter-Extrakte (die zum Teil allerdings auch aus obskuren anderen Mitteln hergestellt wurden), Diätetik und Formen des Qigong. Während die erstgenannten durch Eingriffe von außen auf das Qi einwirken, wird im Qigong durch Eigenini-

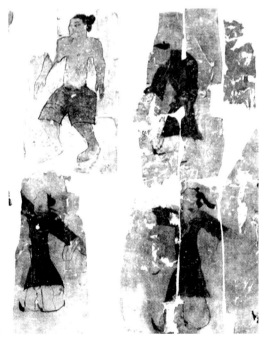

Ausschnitt aus dem Mawangdui-Fragment

tiative des Bewusstseins und des Organismus ein Heilungsweg beschritten. Im medizinischen, also die Gesundheit fördernden und stabilisierenden Yangsheng-Qigong soll das harmonische Zusammenspiel der Substanzen Qi, Jing = Essenz, Xue = Blut und Jinye = Körpersäfte durch die Übungen gewährleistet werden. Dabei spielt das Mehren und Lenken des Qi die wichtigste Rolle. Gemäß dem Leitspruch, dass es besser ist, Gesundheit zu erhalten, statt Krankheit zu heilen, gibt es im medizinischen Qigong eine Fülle von Übungsreihen, die dem System Stabilität verleihen sollen, um einem Ungleichgewicht vorzubeugen. Man kannte aber auch schon im Altertum Übungen oder Bewegungsfolgen, die gegen bestimmte Symptome eingesetzt wurden. Solche Praktiken konnten mit sich verbesserndem Wissen verfeinert werden. Aus der Zeit um 200 u. Z. ist uns von dem Arzt Hua To die Kunst der fünf Tiere überliefert: »... darum übten die Weisen der Vorzeit die Kunst des Atmens. Sie streckten ihre Lenden und Gliedmaßen und bewegten die Muskeln des Unterbauchs. Auf diese Weise suchten sie das Altern aufzuhalten. Ich besitze eine Methode, welche die Kunst der fünf Tiere heißt, des Tigers, des Hirschen, des Bären, des Affen und des Vogels.«

In den Epochen der Sui- und Tang-Zeit (589–907 u. Z.) verbanden sich erstmals medizinische Vorstellungen und Qi-Konzepte der daoistischen Yangsheng-Literatur zu einer eigenen medizinischen Fachrichtung.

Die Einflüsse des Daoismus

Im 3. Jahrhundert v. u. Z. entwickelte sich der Huang-Lao Daoismus, basierend auf den medizinischen Lehren des Huangdi (Gelber Kaiser) in Vermengung mit den Lehren Laozis. In dieser Form erhielt der Daoismus eine starke politische Bedeutung und in Bezug auf die Erhaltung des Körpers eine gewisse »Wissenschaftlichkeit«. Andererseits verbreitete sich in jener Zeit der Glaube, durch bestimmte Qigong-Techniken körperliche Unsterblichkeit zu erlangen.

Unter den verschiedenen Techniken zur Lebensverlängerung nimmt die Alchemie eine Schlüsselstellung ein. Bei dieser von den Daoisten gepflegten Kunst unterscheidet man zwei Arten: die äußere (waidan) und die innere (neidan) Alchemie. In der äußeren Alchemie versuchte man, aus möglichst reinen Substanzen ein Elixier herzustellen, das den Körper unvergänglich macht. Die innere Alchemie bewirkt durch meditative Techniken, kombiniert mit Atem- und Bewegungsübungen, Vorgänge im Körper, die Unsterblichkeit herbeiführen sollten. Die Möglichkeiten der Lebensverlängerung, die Verjüngung und der Erhalt der Gesundheit sammeln sich unter dem Begriff Yangsheng (den Körper nähren), der heute für das medizinisch ausgerichtete Qigong verwendet wird. Leicht zu verwechseln ist die Bezeichnung mit Yangshen (den Geist nähren), welches sich auf die mehr meditativen Methoden bezieht, in der die Alchemie als eine Transformation des Bewusstseins verstanden wird.

Im 2. Jahrhundert u. Z. entwickelte sich die erste religiöse Ausformung des Daoismus, vermutlich als Antwort auf den sich ausbreitenden Buddhismus. Eine wichtige Rolle darin spielte die Heilung von Krankheiten mittels Ritualen und Talismanen. Außerdem hatte mediale Wahrsagerei einen großen Stellenwert. Im Gegensatz zum philosophischen Daoismus entwickelte der religiöse Daoismus ein ausuferndes Götter-Pantheon, das sich einer systematischen Darstellung entzieht. Während in den Tempeln eine mehr volksnahe Religiosität betrieben wurde, pflegte ein sich entwickelndes Mönchswesen in zurückgezogenen Klöstern die Techniken des Yangshen Qigong.

Seit dem Ende des 6. Jahrhunderts nahm der Einfluss des Buddhismus auf das geistige Leben Chinas enorm zu. Aber auch der Daoismus wurde, vor allem in den oberen gesellschaftlichen Schichten, geschätzt und gefördert. Während dieser Blütezeit, die bis zum Ende der Tang-Dynastie (907 u. Z.) dauerte, vermischten sich die Inhalte beider Lehren, ein Prozess, der bis in die Theorien der klassischen Medizin hineinwirkte. Rituelle Praktiken, heilkundliche Vorstellungen und weltanschauliche Ideen verbanden sich zu neuen Konzepten.

Das um die Jahrtausendwende entstandene Werk Yuanqi Lun (Textsammlung über das ursprüngliche Qi) verweist immer wieder auf die Bedeutung der »Leere des Herzens« als Grundvoraussetzung für einen Zugriff auf das ursprüngliche Qi und somit auf die Wirksamkeit der Atem- und Körperübungen. »Das Herz leeren und die Einheit bewahren, das bedeutet ununterbrochen das Herz zu leeren und zu beruhigen. Selbst gute Wünsche sind nicht mehr zu finden, wie dann böse und weltliche. Begierden vertreiben, Konfusion beenden, alles Falsche und Betriebsamkeit aufgeben.« In oftmals sehr verschlüsselten, schwer nachvollziehbaren Anweisungen, wird der Adept darin gelehrt, sein Qi zu reinigen und zu schmelzen, die drei Dantian zu vereinigen und zum Ursprünglichen zurück zu kehren. So erscheinen die Daoisten einerseits als der Welt abgewandte Einzelgänger, andererseits verdanken wir ihnen viel Heilwissen.

Die Einflüsse des Buddhismus

Der im 5. Jahrhundert v. u. Z. in Indien entstandene Buddhismus gelangte um die Zeitenwende nach China. Die Übertragung seiner Texte, der Sutren, ins Chinesische krankte in der Anfangsphase vor allem an den mangelnden Termini. So wurden Begriffe des Daoismus verwendet. Dao stand wechselnd für Dharma, die Lehre des Buddhas oder für Bodhi, Erleuchtung. Der Begriff wuwei, nicht-handeln, wurde nun zum Synonym für Nirvana.

Im Wesentlichen fanden in der Frühzeit des chinesischen Buddhismus die Texte der Dhyana-Übungen Verbreitung, die Atem-, Konzentrations- und Meditationstechniken enthielten. Hier lässt sich auch eine größere Begriffsnähe in den Konzepten »Prana« und »Qi« finden. »Prana« bedeutet wie »Qi« Atem, Atmung, Leben, Vitalität, Wind, Energie und Kraft und ist der menschlichen Seele ebenso sinnverwandt. Es vereint in sich sowohl die Vorstellungen einer universellen als auch einer individuellen Kraft. Da andererseits viele Grundgedanken des indischen Buddhismus den chinesischen Idealen aus konfuzianischem und daoistischem Denken entgegengesetzt waren, dauerte der Prozess der Assimilierung mehrere Jahrhunderte.

Um 300 kam der buddhistische Mönch Da Mo (Bodhidharma) aus Indien nach China. Da er am kaiserlichen Hof nicht Gehör fand, zog er sich in das Shaolin Kloster zurück. Dort meditierte er ununterbrochen neun Jahre in einer Höhle und unterrichtete dann die Mönche in der Methode Yi Jin Jing (Umwandlung der Muskulatur), um ihre schwächliche Konstitution zu stärken und gleichzeitig den Geist wach zu halten. Ebenso wie die Technik des Knochenmark-Waschens, wurde Yi Jin Jing in die Kampfkünste integriert, welche die Grundlagen der heute als Shaolin Gongfu bekannten Methoden darstellen. Auch sind aus buddhistischer Tradition Übungen bekannt, die der Reinigung des Körpers dienen sollen und vermutlich aus dem indischen Yoga abgeleitet wurden. Hauptsächlich aber kultivierte der an der Erlangung einer Erleuchtung interessierte Buddhismus eher meditative Techniken, die oftmals auf daoistische Wurzeln zurückgingen. Wenn auch in chinesisch-buddhistischen Texten der Begriff des Qi auftaucht, so ist damit eine gänzlich andere Betrachtung verbunden als im Daoismus. Es sind dann eher Parallelen mit der medizinischen Auffassung zu finden. So sind Vorstellungen von Kanälen beschrieben, die den Gefäßen ähneln und die Dantian können mit den Chakren verglichen werden.

Einflüsse aus den Kampfkünsten

Die schon oben erwähnten Techniken der Shaolin-Mönche fanden nur langsam Eingang in andere Kampfkunstschulen. Die Methode Yi Jin Jing besteht vorwiegend aus einem wechselnden Anspannen und Entspannen einzelner Muskelpartien. Dadurch werden Qi und Blut in der bearbeiteten Region gesammelt und langsam verteilt. Das gesamte Trainingsprogramm kann bis zu 16 Stunden täglich in Anspruch nehmen. Dafür zeigen die Kampfmönche allerdings auch hervorragende Leistungen.

Aus den Vorbereitungstechniken für eine hohe Kampfbereitschaft wurden Praktiken, die sich für die allgemeine Gesundheitsvorsorge eigneten, in die Yangsheng Tradition übernommen.

Es ist eine Frage, wie weit man den Qi-Begriff fassen will, ob alle Techniken aus den Kampfkünsten tatsächlich als Qigong bezeichnet werden dürfen.

Sicherlich in die Reihe hunderter Qigong Methoden gehört das auch im Westen bekannte und populäre Taijiquan. Eine große Verbreitung in China und auch im Westen fand Taijiquan seit den 1950er Jahren, nachdem eine vereinfachte Form des Yang-Stils von der kommunistischen Regierung als Volksgymnastik verbreitet wurde. Inzwischen besinnt man sich wieder auf die Herkunft des Taijiquan als Kampfkunst. Einer Legende nach soll es von Zhang Sanfeng um 1200 u. Z. in den Wudangbergen erfunden worden sein. Neben Taijiquan werden die Stile Baguazhang und Xingyiquan zu den inneren Schulen der Kampfkünste gerechnet, womit gemeint ist, dass sie die innere Kraft Qi statt Muskelkraft im Kampf einsetzen.

Einflüsse der Neuzeit

Nach der sogenannten Kulturrevolution in der VR China, während der alle Traditionen als revanchistisch verpönt waren und verfolgt wurden, erlebte die Kunst des Qigong langsam eine Renaissance. Man betrachtet sie als einen einmaligen Schatz der chinesischen Kultur und ist bemüht, die Wirksamkeit des Qi wissenschaftlich zu erforschen. Viele neue Systeme, vor allem im therapeutischen Bereich, wurden entwickelt, andere, angeblich sehr alte, tauchten auf und fanden oft spektakuläre Verbreitung. Vor allem in den letzten dreißig Jahren, seit Qigong in China wieder öffentlich verbreitet und staatlich gefördert wird, hat sich auf diesem Gebiet viel getan. Es werden zum Teil erstaunliche Heilungserfolge gemeldet. Nicht unerwähnt bleiben darf jedoch in diesem Zusammenhang, dass in den letzten Jahren auch vermehrt Fälle von Erkrankungen durch falsch angewandtes Qigong aufgetreten sind und in einigen Kliniken Spezialabteilungen für solche Phänomene eingerichtet wurden.

Neben der Pflege überlieferter Übungen scheint eine Epoche des Experimentierens angebrochen zu sein, in der Techniken unterschiedlicher Herkunft vermischt werden. Ebenso werden im Westen Qigong-Übungen mit Methoden aus der eigenen Geschichte, z. B. mit Bioenergetik, Atemtherapie, autogenem Training oder Tanz kombiniert. Auch die chinesischen Bemühungen einer Verwissenschaftlichung des Qi-Phänomens nach abendländischen Maßstäben werden uns kaum dem Mysterium des Lebens näher bringen.

»...ohne Verlangen offenbart sich das Geheime, voller Verlangen offenbaren sich die Formen ...« (Laozi, Kap. 1)

In den womöglich 5.000 Jahren der Qigong-Geschichte bildeten sich immer wieder neue Schulen. Qi und die Möglichkeiten es zu nutzen, wurden auf verschiedenen Wegen erforscht und die Ergebnisse dieser Forschungen flossen zu gegebener Zeit zusammen, sodass es uns heute nur selten möglich ist, einen Faden aufzunehmen und bis zu seinem Anfang zurück zu verfolgen. Wenn wir weiterhin an diesem Prozess teilhaben wollen, so wird es nur den einen Weg geben, der uns in allen Klassikern vorgeschlagen wird:
Man muss Qigong beharrlich üben.

Laozi

Der Daoismus ist eine tief aus der chinesischen Kultur heraus entstandene Weltanschauung. Man spricht heute gerne von Laozi als dem Begründer des Daoismus. Die Legenden um seine Person und die Entstehung des Buches Daodejing wurden im Westen so lange falsch interpretiert, bis es sicherer schien, seine historische Existenz anzuzweifeln. Dann konnte man das Buch auch nur als eine Sammlung von Sprüchen darstellen, die im Laufe der Zeit, zwischen dem 6. und 3. Jahrhundert v. u. Z. zusammengetragen worden sei.

»*Und doch spricht uns aus den vorliegenden Aphorismen eine originale und unnachahmliche Persönlichkeit an, unseres Erachtens der beste Beweis für ihre Geschichtlichkeit.*« (R. Wilhelm)

Die weltanschaulichen Grundlagen des Yin-Yang-Prinzips, der fünf Wandlungsphasen und der Ahnenverehrung sind tatsächlich nicht Eigenheiten des Daoismus, sondern sehr frühe Bestandteile der chinesischen Kultur, auf die im Laozi-Text Bezug genommen wird. Sie finden dort eine Auslegung, die zu einer bestimmten Lebensführung rät.

»*Ich schreibe jenen Autoren, die man bisweilen als ›Väter des Daoismus‹ bezeichnet, keineswegs die Prägung des Begriffs Dao zu, sondern meine vielmehr, dass dieser Begriff bei ihnen eine am weitesten von seinem ursprünglichen Sinn entfernte Bedeutung angenommen hat.*« (Marcel Granet: Das chinesische Denken)

Die erste Erwähnung findet die Person Laozi in einem anderen Klassiker der daoistischen Literatur, in dem nach seinem Autor benannten Zhuangzi, auch bekannt als das »Buch vom südlichen Blütenland«. In diesem Text wird Laozi benannt als Lehrer des Autors und ebenso des Kungzi (Konfuzius). Es werden Lehrgespräche geschildert, die meist im klassischen Stil geschrieben sind, beginnend mit einer Frage des Schülers.

Die erste Biografie Laozis – und alle weiteren beziehen sich darauf – veröffentlichte Sima Qian im Shiji, der ersten umfassenden Historie Chinas aus dem 2. Jahrhundert vor Beginn unserer Zeitrechnung.

Laozis Familienname war Li und sein Geburtsname Er. Als kaiserlicher Beamter hatte er einen Posten als Archivar am Hofe der späten Zhou (770–256 v. u. Z.). Den Untergang dieser Dynastie voraussehend, verließ er Hof und Land. Bei Zhouzhi, ca. 60 km westlich der alten Kaiserstadt Chang'an, dem heutigen Xi'an, traf er auf einem Gebirgspass den Astronomen Yin Xi, der dort ein Observatorium eingerichtet hatte. Anscheinend kamen die beiden Gelehrten ins Gespräch und für Yin Xi waren Laozis Gedanken es wohl wert, für die Nachwelt festgehalten zu werden. So entstand der Legende nach das Daodejing, das Buch vom Weg und Wandel.

In 81 kurzen Kapiteln mit insgesamt knapp 5000 Schriftzeichen balanciert der Autor zwischen den Extremen meditativer Innenschau und Anweisungen zur Staatsführung. Demgemäß kann es gelesen werden als ein Handbuch für den Herrscher über das Volk oder über sich selbst.

Der Herrscher soll als Mittelpunkt des Reiches in Ruhe und Absichtslosigkeit (wuwei) verweilen. Er findet sein kosmologisches Pendant im Polarstern als Fixpunkt, um den der nördliche Sternhimmel kreist. Wer der Natur des Universums folgt, braucht weder Gesetze noch Riten oder Sitten. Die Natur des Universums ist das Dao, wörtlich der Weg. Ihm zu folgen ist De, tugendhafter Wandel.

Die unterschiedlichen Schritte der Zuwendung zum Daoismus, die im Verlauf der letzten 300 Jahre im Westen unternommen wurden, orientieren sich entweder an seinen philosophischen Gedanken oder beschäftigen sich mit praktischen Anwendungen. Inzwischen haben einige Methoden Eingang in unsere Gesellschaft gefunden. Bekannt sind Taijiquan und Qigong, Feng-Shui und die Ernährungslehre nach den fünf Wandlungsphasen (Wirkkräften). Letztere werden aber selten oder nur partiell mit dem Daoismus in Verbindung gebracht. So ergibt sich die paradoxe Situation, dass die Philosophie, die in einer verpflichtenden Praxis resultiert, ohne die alltägliche Konsequenz wiedergegeben wird und die Praktiken, losgelöst von jeglichem Überbau, lediglich Teil einer Wellness- und Antiaging-Bewegung wurden.

Der Daoismus ist eine tief in der chinesischen Kultur verankerte Weltanschauung. Mag ein moderner Chinese behaupten, mit Daoismus nichts zu tun zu haben, so ist sein Leben und Denken dennoch von den Elementen der alten Philosophie durchtränkt. Wie sich Sinn suchende Menschen der Gegenwart bei den unterschiedlichen Kulturen bedienen, um sie zu einem privaten Synkretismus zu verschmelzen, sammelte der Daoismus die verschiedenen Strömungen des chinesischen Denkens, entwickelte sie weiter und bot den Menschen ein breites Spektrum; von abstrakter Philosophie bis Geisterglauben, von Wahrsagerei bis Medizin und von spiritueller Selbstkultivierung bis zu den Kampfkünsten. Scheinbar unvereinbare Gegensätze kann der Daoist unter dem Zeichen des Taiji, so die korrekte Bezeichnung des Yin-Yang-Symbols, mühelos integrieren.

Das große Dao

Die Substanz des Dao

Als Konzept taucht der Begriff Dao schon früh in der chinesischen Geschichte auf, allerdings nicht als philosophischer Gedanke, sondern einfach als Weg, besonders in Bezug auf den Lauf der Sterne, die einem festen Gesetz folgen. Daraus entwickelte sich in der Folgezeit eine Vorstellung von Regel oder Gesetz, dem zu folgen sei. So wie die Bewegungen der Gestirne einem festen Gesetz folgen und dies das Dao des Himmels genannt wird, so steht der feste Lauf der Gestirne als Signifikant für das Gesetz. Dao wird eine Bezeichnung für den Lebenswandel.

Erst in dem Buch *Laozi*, später bekannt unter dem Namen Daodejing, *Klassiker vom Weg und der Tugend*, wird Dao als der Ursprung der Welt erklärt. *»Etwas geheimnisvoll Geformtes, das schon vor Himmel und Erde entstand.«*[2]

Aus ihm entstanden Himmel, Erde und die unzähligen Dinge, die Erscheinungen und Ereignisse.

Auch wenn wir es versuchen wollen, so kann es nicht mit Worten erklärt werden. Es kann vermittelt werden von Herz zu Herz, aber nicht mit Worten. Dennoch wurden die Texte des Laozi von seinen Nachfolgern ausgiebig diskutiert. Über eintausend Kommentare wurden allein über das Buch selbst geschrieben; noch mehr, die auf seinen Gedanken aufbauen.

Das Dao verursacht jeglichen Wandel und ist doch selbst leer und ohne Aktivität. Es ist Leere und Nicht-Sein und zugleich der Ursprung der Welt, des Seins und der Antrieb aller Bewegung und Entwicklung. Auch wenn es selbst ohne Namen ist, so ist es die Mutter aller Wesen. Laozi sagt auch, das Namenlose und das Benannte seien das Gleiche, aus einer Quelle kommend, aber unterschiedlich in ihrer Erscheinung. Dao handelt nicht, aber ist nicht inaktiv. Es lässt alles, was in Erscheinung tritt, sich seiner Natur gemäß entfalten. Seiner Natur folgen aber wird »De« genannt, ursprüngliche Tugend.

Tugend

Im Sinne des Laozi meint Tugend die Reflektion des Dao im Menschen. Ein tugendhafter Mensch ist, wer dem Dao, seiner ursprünglichen Natur folgt. Wie das Gesetz des Dao ein natürliches und nicht von Menschen erstelltes Gesetz ist, so ist die ur-

2   Laozi, Kap. 25, in einer neuen Bearbeitung von Gia Fu Feng und Jane English. Irisiana Verlag, Haldenwang 1980.

sprüngliche Tugend auch nicht ein von Menschen erstelltes Konzept, folgt sie keinen ethischen Regeln. Tugend besitzen, bedeutet Dao erlangen. Wer das Dao verliert, verliert Tugend. Wer ohne Tugend ist, hat das Dao verloren. Oder mit anderen Worten: Wenn Dao das Leben an sich ist, so ist De der Lebenswandel, den man führt. Wenn Dao verloren geht, erheben sich Wohlwollen und Sittenlehre. Man folgt nicht mehr der eigenen, ursprünglichen Natur, sondern den Regeln anderer.

Spontaneität

Der eigenen Natur folgen, sich ganz und gar natürlich verhalten, verlangt Spontaneität. Sitte und Anstand haben uns an der Kandare. Zur Wahrung von Ruf und Namen und der Selbstbestimmung des eigenen Geschicks legen wir unsere freie Spontaneität in Fesseln.

Spontaneität im daoistischen Denken bedeutet nicht, sich grenzenlos gehen zu lassen oder ohne jeden Plan durch das Leben zu gehen. Es möchte dem Menschen erlauben, auf Gefühle, Intuition und Reflexe einzugehen, sich kurzfristig auf veränderte Situationen einstellen zu können und eine rasche Entschlusskraft an den Tag zu legen. Spontaneität setzt das Vorhandensein von Tugend voraus, so wie Tugend das Vorhandensein von Dao voraussetzt.

Spontaneität geht einher mit dem Ideal des Wuwei, dem absichtslosen Tun. Wir nennen es auch das Nicht-Einmischen oder Nicht-Eingreifen. Es ist keine Tatenlosigkeit, wie die gelegentliche Übersetzung »Nicht-Tun« suggerieren könnte. Spontanes Reagieren vermeidet abwägendes Agieren. Wenn du handelst, dann handle spontan, wenn du nicht spontan handeln kannst, dann halte dich zurück.

Um offen zu sein für eine natürliche, unvermittelte Verhaltensweise, muss der Geist zur Ruhe kommen. Solange der Geist unruhig beobachtet und in die Welt eingreifen will, solange kannst du nicht Dao verwirklichen, solange kannst du nicht natürliche Tugend entfalten, solange kannst du nicht Deiner Intuition folgen. Solange Dein Geist in das Geschehen der Welt eingreifen will, wägt er ab, sucht er nach Gründen und Berechtigungen. Damit der Geist lernt, Ruhe zu finden, praktizieren wir die Meditationen.

Die Erschaffung der Welt

Ausgangspunkt der meisten Religionen und Weltanschauungen sind die elementaren Fragen:
Wo kommen wir her?
Wozu sind wir hier?
Wo gehen wir hin?

Auch dem Daoismus sind diese Gedanken eigen und es wird eine sehr eigene Antwort formuliert.

Theorie der universalen Evolution

Im Gegensatz zu jüdischen, christlichen oder vielen anderen Vorstellungen der Weltentstehung gibt es im Daoismus keinen Schöpfer. Die Welt, die Natur oder das Dao entspringt ganz aus sich heraus. Dieser Prozess hat keinen Anfang und kein Ende, er ist kontinuierlich aufs Neue entstehend.

Im Huai-nan Zi von Liu An (179–122 v. u. Z.) werden sieben Stufen des Seins erläutert, die bereits von Zhuangzi (Kap. 2) erwähnt, aber nicht weiter interpretiert wurden. Es handelt sich um folgende Stufen:

1 Es gibt einen Anfang.
2 Es gibt eine Zeit vor diesem Anfang.
3 Es gibt eine Zeit vor der Zeit, die es vor dem Anfang gibt.
4 Es gibt das Sein.
5 Es gibt das Nicht-Sein.
6 Es gibt eine Zeit vor diesem Nicht-Sein.
7 Es gibt eine Zeit vor der Zeit, die es vor dem Nicht-Sein gibt.

Jede dieser Stufen wird im Huai-nan Zi mit gewissen Attributen interpretiert. So lautet die Ausführung zum siebten Satz:
»Zu der Zeit vor der Zeit, die vor dem Nicht-Sein ist, sind Himmel und Erde noch nicht existent und Yin und Yang sind noch nicht unterschieden. Die vier Jahreszeiten hatten sich noch nicht voneinander getrennt und die unzähligen Dinge sind noch nicht geboren. Es ist eine Zeit höchsten Friedens und absoluter Stille.«[3]

Der Prozess der Weltentstehung

Laozi und auch schon seine Vorgänger haben eine Idee von der Entstehung der Welt formuliert. Sie waren sich darüber im Klaren, dass der Kosmos nicht schon immer in jener Form existierte, in der wir ihn wahrnehmen. Dazu gibt es die Begriffe Xian Tian und Hou Tian.

3 Aus: Proseminar (Wimmer): Geschichte des Philosophierens China: Han-Zeit.
Homepage.univie.ac.at/franz.martin.wimmer/skriptphg1china2.html (17. Sept. 2007).

Für Ersteren finden wir Übersetzungen wie: *Vor dem Himmel, Früher Tag, Früher Himmel* oder auch *Vor der Geburt.* Letzteres ist vielleicht sogar richtiger als alles andere, aber gibt uns auch mehr zu denken und zu mutmaßen, als dass es etwas Eindeutiges und Verständliches sagt. Im Chinesischen bezeichnet man mit *Xian Tian* das, was man von Natur aus, von Geburt an hat beziehungsweise ist. Wesen und Talente hat man von Geburt an, während man Charakter und Kenntnisse im Laufe des Lebens erwirbt. Das Erworbene nennt man Hou Tian. Wenn wir den Bezug vom Individuum auf die Welt erweitern, gibt es auch für sie einen Zustand *vor der Geburt, vor dem zutage oder in Erscheinung treten.*

Laozis Formulierung lautet im 42. Kapitel:

> *dao zeugt eins*
> *eins zeugt zwei*
> *zwei zeugt drei*
> *drei zeugt alles*
>
> *yin trägt alles*
> *yang umfasst alles*
> *die beiden vermischt*
> *strömendes qi*

Dao formt das Ur-Eine, welches aus sich selbst hervor geht, die Natur des Dao. Aus diesem gehen die zwei hervor, Yang und Yin oder deren Manifestationen Himmel und Erde.

Yin Yang und das Höchste Eine

Taiji, so wird uns jeder Chinese sagen, kann man nicht übersetzen. Es ist das höchste Gesetz im Universum, die vollkommene Harmonie von Yin und Yang, ihr Zusammenspiel und ihre Wechselwirkungen.

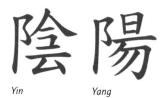

Yin   Yang

Die beiden Schriftzeichen verweisen auf ihre ursprüngliche Bedeutung: Yang – die von der Sonne beschienene Seite des Hügels, Yin – die beschattete Seite des Hügels.

Aus den Zuständen des Hellen und Dunklen entwickelte sich im Laufe der Zeit eine größere Bedeutungsdichte, die letztlich zu den abstrakten Begriffen führte.

Die Sonnenseite, das Lichte, ist wärmer als die Schattenseite, es ist dort trockener, im Schatten hält sich die Feuchtigkeit. Die Täler sind dunkler und feuchter als die Gipfel. So wird das Niedrige Yin, das Hohe Yang genannt. Von hier ist es nicht mehr weit zur sexuellen Symbolik, wonach Yang das männliche und Yin das weibliche Prinzip wird. Auf diese Weise lässt sich weiter assoziieren, man wird auf Widersprüche stoßen, aber je tiefer man in dieses Denken eintaucht, desto einleuchtender erscheint es.

Das »Eine Gesetz« (Taiji) des Kaisers Fuxi und die 12 axiomatischen Lehrsätze.

Der Kosmos entsteht aus dem Zusammenspiel der beiden Kräfte Yang und Yin und deren Wechselwirkung.

1. Der Kosmos ist geschaffen oder gestaltet durch Dao (oder Wu Ji = innere Natur, Energie, Nichts).
2. Dao (oder Wu Ji) erzeugt aus sich die beiden Pole Yang-Energie und Yin-Energie.
3. Yang-Energie und Yin-Energie sind gegensätzlich.
4. Alle Wesen und Erscheinungen im Kosmos sind vielfältige und komplexe Verbindungen (Ansammlungen) von Yang-Energie und Yin-Energie in allen Größenordnungen.
5. Die Wesen und Erscheinungen sind von unterschiedlicher Dynamik und Ausgewogenheit. Nichts im Kosmos ist stabil oder fertig. Alles ist in unaufhörlicher Bewegung, da die Polarisierung, die Quelle des Seins, ohne Anfang und Ende ist.
6. Yang-Energie und Yin-Energie ziehen sich gegenseitig an.
7. Nichts ist vollständig Yin oder vollständig Yang. Yin und Yang sind nur relative Bezeichnungen. Alles ist Yang und Yin vereint.
8. Nichts ist neutral. Die Polarisierung ist endlos und allumfassend.
9. Die Anziehungskraft zwischen zwei Wesen ergibt sich aus dem Unterschied zwischen ihren Ladungen gegensätzlicher Energie.
10. Gleiche Kräfte stoßen einander ab. Die gegenseitige Abstoßung zweier Wesen gleicher Ladung ist um so größer, je näher sie sich kommen.
11. Yin erschafft Yang, Yang erschafft Yin.
12. Alle Wesen sind geteilt: innen Yin, außen Yang.

Bisweilen erhält mein Hemd eine ganz besondere Bedeutung. Wenn es nämlich im Gespräch mit meinen Schülern zu Demonstrationszwecken über die Relativität von Yin und Yang herhalten muss; dass nichts per se Yang oder Yin ist, sondern immer nur in Relation zu etwas anderem. Dann ist mein Hemd Yang, außen, in Bezug zu meinem Körper und dann ist es Yin, innen, in Bezug zu dem uns umgebenden Raum.

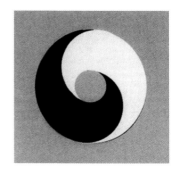

Für meine Schüler ist das Hemd in beiden Fällen wahrnehmbar, nicht für eine außerhalb des Raumes befindliche Person, weder in seiner Yang- noch in seiner Yin-Eigenschaft.

In der für uns erfahrbaren Welt steht der Himmel für das Yang und die Erde für das Yin. Wir selbst werden gebildet aus dem Strömen und Formen der Kräfte und sind in unserem Schicksal von diesen geprägt. Sind Yang und Yin in Harmonie, ist das Leben von Glück begleitet. Die Harmonie von Yang und Yin wird dargestellt in dem Emblem Taijitu.

Das Symbol, hier in seiner alten Form, zeigt Yin und Yang in vollkommener Harmonie. Eines geht aus dem anderen hervor. Yang erzeugt Yin und Yin gebiert Yang. Nichts ist vollkommen Yin und nichts ist vollkommen Yang. Jedes enthält auch einen Teil des anderen in sich. Keines ist ohne das andere denkbar. Wo ein Yin ist, ist auch ein Yang und umgekehrt.

Taiji vereint in sich Ruhe und Bewegung. In der Bewegung sind Yin und Yang getrennt. In der Ruhe sind Yin und Yang vereint. Dort wo sie getrennt sind, entsteht Bewegung. Wo sie vereint sind, entsteht Ruhe.

Der leere Kreis in der Mitte symbolisiert das Ur-Eine, den Ursprung oder das Dao. Die Polarität von Yin und Yang (Taiji) entspringt dem Ur-Einen (Wuji). Das Ur-Eine ist die Natur des Dao.

Das Eine oder die Eins wird als eine horizontale Linie geschrieben. Daraus entsteht die Zwei; aus dem, was oberhalb und dem, was unterhalb der Linie ist. Oberhalb der Horizontalen befindet sich der Himmel und unterhalb die Erde. Sie sind die kosmologischen Repräsentanten von Yang und Yin.

Yang-Linie

Das Eine oder das Ganze ist Yang. Deshalb steht die durchgezogene Linie für Yang. Das Geteilte oder die Zweiheit, ist Yin. Deshalb kennzeichnet man Yin mit einer unterbrochenen Linie.

Yin-Linie

Yin und Yang durchdringen und mischen sich und daraus entstehen die Vielfalt oder, wie es in den alten Texten heißt, »die zehntausend Dinge«.

Yang, das Helle, ist oben, ist der Himmel, das Männliche, Schöpferische. Yin, das Dunkle, ist unten, ist die Erde, das Weibliche, Empfangende. Die Bewegung des Schöpferischen geht nach unten, es spendet, umfasst und schützt. Die Bewegung des Empfangenden geht nach oben, es nimmt auf und trägt.

Wie sehr dieses Denken die Kultur bestimmt, sehen wir in der chinesischen Malerei, die selten einen Horizont zeigt. Stattdessen verbinden sich Himmel und Erde im Dunst, Berggipfel durchstoßen Wolken, Wasserfälle scheinen sich direkt aus dem Himmel zu ergießen. Yin und Yang vermischen sich.

Um das Durchdringen von Yin und Yang und deren Erscheinungsformen zu beschreiben, wurden die Linien verdoppelt und verdreifacht.

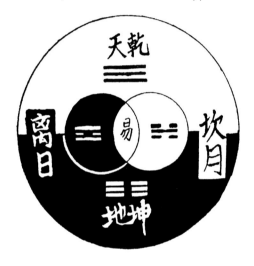

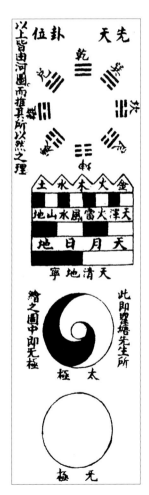

Das obere Bild zeigt im Zentrum das Zeichen Yi Wandlung. Diese ergibt sich aus der Verbindung der Gegensätze. Oben steht das Zeichen Qian (Himmel) unten das Zeichen Kun (Erde). Links Li und Sonne als Symbol für Feuer und rechts Kan und der Mond als Symbol des Wassers.

Die rechte Grafik zeigt von unten aufsteigend die Entwicklung der Welt aus dem Undifferenzierten Wuji hin zur Xian Tian Ordnung der Trigramme. In der Mitte sehen wir die hierarchische Aufspaltung von Yin und Yang in die Trigramme und die Fünf Wirkkräfte.

So entstehen die acht Trigramme mit ihren Bedeutungen. Neben Himmel und Erde erscheinen die Elemente Feuer und Wasser, die Naturerscheinungen Wind und Donner und die landschaftlichen Bilder von Berg und Dunst.

Schon in sehr früher Zeit ordnete man die acht Trigramme im Kreis an. Die älteste Version soll von dem legendären Urkaiser Fuxi stammen. Hier sind die Trigramme symmetrisch zueinander angeordnet.

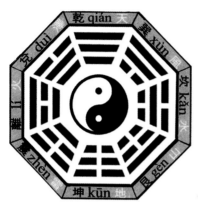

Das Baguatu des Kaisers Fuxi

Der Himmel steht der Erde gegenüber, das Feuer gegenüber dem Wasser, der Wind gegenüber dem Donner und der Dunst gegenüber dem Berg. Diese Anordnung wird Xian Tian genannt, *ursprüngliche Natur*.

Das Grenzenlose

»Wisse um das Weiße, aber bewahre das Schwarze. Sei der Welt ein Beispiel!
Als Beispiel für die Welt, stets wahrhaftig und beharrlich, kehre zum Unendlichen zurück.«[4]

Wer um das Helle, das Lichte weiß und dabei nicht das Dunkle vergisst, wer Himmel und Erde in Einklang gebracht hat, Yin und Yang ausgewogen lebt, der findet heim zur letzten Leere, dem Grenzenlosen, der ist wirklich zurückgekehrt zum Ursprünglichen. Denn, so sagt Zhuangzi, hinter der letzten Leere ist nur die letzte Leere. Im Grenzenlosen offenbart sich Dao als Ursprung von Himmel und Erde. Es ist vor dem »Höchsten Einen« vor Taiji und es ist noch vor Wuji, dem Ungeformten, aus dem Himmel und Erde, Yang und Yin entspringen.

In die Welt der Menschen dringt das Grenzenlose als Unsterblichkeit ein. Der dao-

---

4   Laozi, Kap. 28.

istische Wunsch, eins zu werden mit dem Dao, ist nur realisierbar über die Rückkehr zum Ursprünglichen.

Die fünf Höchsten

Zwischen der grenzenlosen Leere und dem Auftauchen von Himmel und Erde durchläuft das Werdende die fünf Zustände des Höchsten, die Zeit von Xian Tian. Es sind dies:
Der Höchste Wandel, der Höchste Ursprung, der Höchste Anfang, die Höchste Einfachheit und das Höchste Letzte.
Der Höchste Wandel ist jener Zustand, bevor der Lebenshauch Qi entsteht.
Der Höchste Ursprung ist jener Zustand, unmittelbar nachdem der Lebenshauch Qi entstanden ist, aber noch keine Wesen.
Der Höchste Anfang zeichnet sich aus durch das Erscheinen von Wesenheit, die Wesenheit jedoch ist noch nicht wahrnehmbar. Der Höchste Anfang ist der Anfang der Wesenheit, der durch das Vorhandensein und Vereinigen von Yin und Yang entsteht. Es gibt Wesen, doch keine Substanz. Wenn die Form sich in Substanz äußert, wird der Zustand Höchster Einfachheit durchschritten.
Im Zustand der Höchsten Einfachheit bekommt das Wesen Substanz, aber noch keinen Körper. Qi, Wesen und Substanz sind bereits vorhanden, doch sie befinden sich noch in Ruhe. Wenn sie in Bewegung geraten und sich vereinen, entsteht das Höchste Letzte, das Ungeformte oder das Chaos. Es ist Substanz in Bewegung.
Das Höchste Letzte ist die Quelle von Himmel und Erde. Wenn Himmel und Erde entstehen, ist dies das Höchste Eine. Wenn das Höchste Eine auftaucht, ist die Zeit von Xian Tian vorüber.

Die Unsterblichen

Das daoistische Pantheon ist von sogenannten Unsterblichen belebt. Es lässt sich in drei Stufen einteilen. Zuoberst stehen Götter oder Gottheiten, welche schon im Zustand des Xian Tian existieren, also bevor Himmel und Erde entstehen.
Deren Oberste sind die San Qing, die Drei Reinen:

- Der Himmlische Ehrenwerte des Ursprünglichen Anfangs, *Yuanshi Tianzun*, auf der höchsten himmlischen Ebene, der Jade Reinheit *Yuqing*, Verkörperung des Yuanqi (ursprüngliches Qi).
- Der Himmlische Ehrenwerte des Seelischen Schatzes, *Lingbao Tianzun*, der Höchsten Intelligenz und Wertigkeit auf der zweiten himmlischen Ebene, der Übernatürlichen Reinheit *Shangqing*, Verkörperung des Dao.

☯ Der himmlische Ehrenwerte der Tugend, *Daode Tianzun*, auf der dritten himmlischen Ebene, der Höchsten Reinheit *Taiqing*, Verkörperung der kosmischen Gottheit.

Ihnen folgt der Jadekaiser Yuhuan, dem die drei himmlischen Offiziere und die vier himmlischen Minister unterstehen sowie der Große Herrscher Zhenwu, der Wahre Krieger.

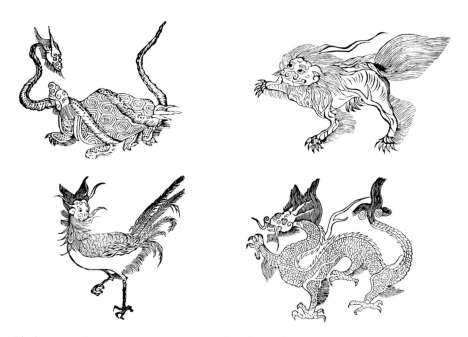

Die vier Tiere, die über die Himmelsrichtungen herrschen: Xuanwu, Schildkröte mit Schlange für den nördlichen Himmel; Tiger für den westlichen Himmel; Phönix für den südlichen Himmel und Drachen für den östlichen Himmel.

Darunter steht eine Ebene von Gottheiten, die mit den himmlischen Konstellationen der Astronomie in Beziehung stehen; die Beherrscher der Planeten und des Sternzeichens Großer Wagen und die vier numinosen[5] Tiere der vier Himmelsrichtungen.

---

5   numinos: himmlisch, geheiligt, von göttlicher Wirkkraft.

Auf der zweiten Stufe finden wir mythologische und reale Gestalten, die während ihres Lebens das Dao verwirklichten und dadurch zu Unsterblichen wurden.

Auf der dritten Stufe haben sich Gottheiten aus den verschiedenen Volksreligionen erhalten, die vom Daoismus übernommen wurden, wie die Küchengötter, Erdgeister oder Beschützer der Ernte.

Die höchsten Unsterblichen des Xian Tian sind Wesenheiten aus reinem Lebenshauch Qi. Sie sind Emanationen des Dao. Das daoistische Ideal der Unsterblichkeit steht in direktem Zusammenhang mit dem Konzept von der Unversehrtheit einer kosmischen Ordnung. Versteht man es, den Körper nach den Regeln des Dao zu organisieren, so wird er ebenso beständig und unbeschadet funktionieren wie das gesamte Universum. Um ebenfalls Unsterblichkeit zu erlangen, pflegt der Daoist sein Qi und verfeinert es. Dazu bedient er sich verschiedener Methoden, eine davon ist Qigong. Manche werden dabei von den Unsterblichen unterstützt, die meisten sind auf ihre eigene Kraft und Tugend angewiesen. In der Welt der Erscheinungen hat alles seine Form und alles hat Dao-Natur. Wer sich der Form zuwendet, verliert sich in der Form, wer sich der Dao-Natur zuwendet, verliert sich in der Dao-Natur. Dao-Natur und Lebenshauch Qi sind eins. Wer sein Qi pflegt und verfeinert, nähert sich Dao-Natur. Wer sich Dao-Natur nähert und zurückkehrt zum Ursprünglichen, der erlangt Unsterblichkeit.

Die Schwierigkeiten des Studiums

Es ist nicht einfach, Dao-Natur zu studieren und es ist noch schwieriger, sie zu verstehen und zu verwirklichen. Weil die Wirklichkeit des Dao sich so von unserem herkömmlichen Denken unterscheidet, ist es einfach, Dao zu erfahren, aber schwierig, es zu glauben. An Dao zu glauben ist leicht, aber es ist schwer, Dao zu leben. Dao zu leben ist leicht, es zu behalten und zu sichern ist schwer.

Dem Bestreben, Dao-Natur zu verwirklichen, stehen viele Hindernisse im Weg: Die Beschwernisse des Lebens, des Körpers, des sozialen Zusammenhalts, die der Irrtümer, der Schwächen und der Ängste. Aber vor allem: die Vergeudung von Zeit und die Hinwendung zu den Formen, dies sind die Spötter des guten Willens.

Willst du dem Dao folgen, musst du freundlich, aufrecht und
ernsthaft sein in deinem Streben.
Ein weißer Kranich[6] muss die Sinne klären und zur Natur zurückkehren

---

6   Bezeichnung für die Schüler des Dao.

Nur mit einem ausdauernden. gewissenhaften und duldsamen Herzen,
voller Respekt und tiefem Glauben kannst du die höchsten Fähigkeiten erlernen.
Ereichst du die Ruhe im Herzen, Geist und Körper,
hältst alles zusammen in einem Gedanken,
dann kannst du dem Pfad der Alchemie folgen.

Dao ist überall, übergroß und tief, aber auch klein,
wenn du die höchste Stufe erreichst.
Zuerst nutze normale Atmung.
Dann nutze Schildkröten-Atmung
Als letztes nutze die vorgeburtliche Atmung.
Diese ist natürlich, sehr klein und leicht.

Dao ist übergroß aber unbestimmt. Erreichst du die hohe Stufe,
umgibt dich ein leuchtendes spirituelles Licht, wie eine blühende Blume, wie eine
Perle in dunkler Nacht (Mond) dann erreichst du spirituelle Weisheit.

Jing (Essenz) in Qi umwandeln, Qi in Shen (Geist) umwandeln, Shen wieder in die
Leere zurückführen. Zurückkehren in die Leere bedeutet zum Dao gelangen.
Wenn du diesen Kreis dreimal durchläufst, dann magst du Erfolg haben.

Dieses Gedicht über die Vermittlung der Wudang-Lehre stammt von Zhang San-feng und ist hier übersetzt nach einer Interpretation von Großmeister Zhong Yun-long, dem Oberhaupt der San Feng Schule.

Wudangshan, der dem wahren Krieger geweihte Berg

1.
Kaum kommt der Tag über den Bergkamm.
Stille.
Vor seiner Höhle, die ihm seit Monaten schon Heimstatt bietet, übt sich ein junger Mann im Schattenboxen, springt vor, zieht sich zurück, windet sich über den Boden, schraubt sich in die Luft, stampft mit dem Fuß. Fäuste wirbeln zwischen spritzen-den Schweißtropfen, prallen gegen Baumstämme, klatschen auf Fels. Unermüdlich streckt er seine Glieder und zieht sie zurück, kraftvoll und geschmeidig, verschmilzt mit der Umgebung, wird Teil der Natur.
Ein aufgeschreckter Vogel schreit, die Schöpfung erwacht. Der Eremit sitzt, in stil-le Meditation versunken. Zögernd schälen sich bewaldete Hügel, schroffe Felsen,

taunasse Täler aus dem Dämmerlicht. Mit dem ersten Sonnenstrahl erhebt sich der Jüngling, schultert ein Bündel, schiebt sich bergab, als drücke ein scharfer Wind ihm entgegen.

Der junge Prinz war in die Einöde gezogen, sich zu vervollkommnen. Nun findet er alle Mühe vergebens und sucht den Heimweg.

2.

Den Turm auf dem Bergpass hat er zur Beobachtung der Gestirne errichtet. Gerade will er sich über die Aufzeichnungen der letzten Nacht beugen, als um die Wegbiegung ein Ochs sich zeigt, in gemächlichem Trott, darauf dösend ein schmächtiger Greis.

Ihm bietet er Gruß und Rast in freundliche Augen. Weicher als erwartet gleitet der Alte von dem schwerfälligen Tier. Ein dankbar angenommener Trunk löst seine Zunge. Die Frage nach dem Woher und Wohin wird augenzwinkernd beantwortet und bald sitzen beide in fröhlich gelehrtem Gespräch, bis der Astronom vom Alten fordert, dies Denken müsse er zu Papier bringen, eher lasse er ihn nicht passieren.

3.

Zu lange schon war er durch das Land gezogen, hatte weise Mönche und furchtlose Krieger besucht um zu lernen, zu verstehen, als dass er noch Erfolg erwartete. Seine Gedanken gehen noch mal den Lebensweg, der ihn in diese einsame Bergregion geführt hat, sein Blick folgt müßig dem anmutigen Tanz eines Kranichs, der augenblicklich in wütendes Gebaren umschlägt.

Neugierig erhebt sich der alte Zhang. Eine Schlange hat sich zu nah an des Kranichs Nest gewagt. Ohne Mühe erhebt er sich vom Boden, mit wenigen, weit ausholenden Schlägen der kräftigen Flügel bedeckt er die Diebin mit bedrohlichem Schatten. Sein taumelnder Flug verrät nicht, von wo er einen Angriff starten will.

Den erhobenen Kopf über dem zusammengerollten Leib kreisend, sucht die Schlange sich zu schützen, gleichzeitig eine Schwäche des Kranichs zu finden, in die sie vorschnellen kann. Doch als würden beide von einem Wind bewegt, hebt dieser sich in die Höhe, um sogleich zielsicher seinen spitzen Schnabel ihrem weichenden Kopf hinterher zu schicken. Dieser ist aber schon durch eine halbe Drehung aus seiner Reichweite, dagegen den kurzen, flach gebogenen Krallen gefährlich nah. Fast muss sich der Vogel überschlagen, um die mit einer dicken Spannhaut verbundenen Zehen dem Biss zu entziehen.

Noch eine Weile geht dieses Hin und Her zwischen Himmel und Erde, bis sich die Schlange weit genug zurückzieht, die Brut in Sicherheit ist und der Kranich wieder grazil in den hohen Gräsern tanzt.

Drei Legenden stehen Pate.

Noch heute verzaubert die Landschaft den Besucher. Die meisten kommen nur kurz, eine, höchstens zwei Übernachtungen reichen für das Standard-Besichtigungsprogramm. Hauptsächlich kommen Chinesen, Europäer sind selten.

Seit über zweitausend Jahren kommen die Sucher, die Jahre, Jahrzehnte, wenn nicht den Rest ihres Lebens, hier verbrachten: in Höhlen, schlichten Hütten, später auch in Tempeln und Klöstern. Sie kamen in allen Epochen, die Namen großer Gelehrter sind mit der Region verbunden. Der heiligste der heiligen Berge Chinas ist der Wudangshan, auch Taihe genannt. Der Name verweist auf die erste Legende, die vom Prinzen Zhen Wu, der als 15jähriger in die Berge zur Selbstkultivierung kam, der entmutigt heimkehren wollte, den die Beharrlichkeit der Nadelschleiferin überzeugte und der so als einziger der mystischen Kaiser das Dao verwirklichte. Das im Namen enthaltene »Wu« steht für Kampf oder Krieger. Wudangshan, der dem Krieger geweihte Berg.

Wu

Zhen Wu, der Wahre Krieger, ist Patron des Berges. Er wird in allen Tempeln verehrt.

Die Plattform der ehemaligen Sternwarte liegt bei Zhouzhi, ca. 60 km westlich der alten Kaiserstadt Chang'an, dem heutigen Xi'an. Der Astronom und Astrologe Yin Xi hatte dort einen Beobachtungsturm errichtet. Seit dem Ende der Zhou Dynastie (770–256 v. u. Z.) wird dieser Platz als jener Ort verehrt, an dem Laozi das Daodejing geschrieben haben soll. Mehr als sechzig Kaiser besuchten diesen Platz, um Laozi zu verehren, erbauten Tempel und Schreine. Heute kommen wieder Chinesen und Ausländer zu Besichtigung und Pilgerschaft an diesen historischen Ort. Sie besuchen eine der größten Tempelanlagen Chinas, eine der ersten, die nach der Kulturrevolution wieder geöffnet wurde. Sie wird von der Daoistischen Gesellschaft Xi'an verwaltet.

Für chinesische Verhältnisse ist Zhouzhi nicht weit entfernt von Wudangshan. Einige bedeutende historische Stätten liegen um den Schnittpunkt der heutigen Provinzen Hubei, Henan und Shaanxi im Zentrum Chinas, in der Mitte des Reiches der Mitte. Von West nach Ost wird diese Mitte durchzogen vom Qinling Gebirge, dem östlichen Ausläufer des gewaltigen Kunlun. Das Qinling bildet eine natürliche, geografische Grenze zwischen dem Norden und Zentral-China. Zhouzhi liegt im Norden des Qinling, das Wudang-Gebirge ist ein südöstlicher Ausläufer.

Wenn wir aber über den Daoismus von Wudang reden, dann meinen wir nur einen Teil des Gebirges, eine Region von 400 km², das entspricht der Fläche Kölns. Hier drängen sich 72 Gipfel um den Hauptberg Tianzhu (Himmelssäule), der mit 1.612 m der höchste Berg ist. Die Landschaft ist üppig, reich bewaldet, dazwischen kleine Teeplantagen, die eher an Gärten erinnern.

Glaubt man den Annalen des Taihe Berges, soll sich schon Yin Xi, nachdem er den Laozi-Text in Empfang genommen hatte, nach Wudangshan zurückgezogen haben. In späteren, politisch turbulenten Zeiten, wurde das Gebirge zum Exil für Literaten. Während der Sui- und Tang-Dynastien (581–907) entwickelte sich Wudangshan nach und nach zu einem Heiligtum der Daoisten.

Was sich aus der revolutionären »Fünf-Scheffel-Reis«-Bewegung des 2. Jahrhunderts zu einer Volksreligion entwickelt hatte, wurde nun zu einer offiziellen Staatsreligion. Kaiser Tai Zong (626–649) ließ an der südlichen Klippe den Fünf-Drachen-Tempel errichten.

In der frühen Mingzeit eroberte Zhu Di, der Herrscher von Yan, den Thron (1402). Um seiner Usurpation einen gerechten Anstrich zu verleihen, gab er an, unter dem Schutz von Zhen Wu gehandelt zu haben. Dies ließ er sich einiges kosten. Zhu Di schickte 200.000 Soldaten und Handwerker nach Wudangshan, ließ Tempel errichten und verpflichtete berühmte Daoisten aus dem ganzen Reich dorthin. Zum Schutze der Landschaft erklärte er das ganze Gebiet zum kaiserlichen Forst, in dem die Jagd und das Fällen von Bäumen untersagt wurde.

Das geschah nachdem Zhang Sanfeng dort gelebt hatte, ihm zu Ehren, und gleichzeitig schuf sich der neue Kaiser auf dem Tianzhu eine uneinnehmbare Festung, die er als solche aber nie benötigte. Über das Leben des Zhang Sanfeng ranken sich Legenden. Es scheint nicht zu klären, von wann bis wann er gelebt hat, vielleicht gab es zwei herausragende Menschen gleichen Namens, die beide mit Wudangshan in Verbindung standen.

Einer von ihnen war Zhang Junbao, 1247 geboren. Seine Vorfahren stammen aus Longhushan (Drachen-Tiger-Berg) in der Provinz Jiangxi. Sein Vater, ein bekannter Astrologe, entnahm gewisser Vorzeichen, dass sein Sohn eine berühmte Persönlichkeit würde, wenn er in Liao Dong geboren würde, weshalb er seinen Wohnsitz dorthin verlegte.

Schon als junger Mensch wurde Zhang in den Kampfkünsten unterrichtet. Im Alter von 12 Jahren begann er mit dem Studium der klassischen Schriften. Seine Intelligenz ebnete ihm früh den Weg zu einer politischen Laufbahn.

Nach dem Tod seiner Eltern legte er alle öffentlichen Ämter nieder und zog zurück in seine Heimatstadt. Dort blieb er gerade so lange, um die geerbten Besitztümer an Verwandte zu veräußern.

Nach längeren Reisen durch das Land zog er zum Jin Tai Tempel in Bao Ji (Baozhi) und wurde Schüler des Daoisten Huo Long (Feuerdrache). Dort legte er sich den Namen Sanfeng zu.

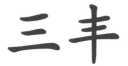

San Feng

Das bedeutet wörtlich dreifacher Reichtum. Die Schriftzeichen werden aber auch gedeutet als Yang und Yin, als durchgezogene und unterbrochene Linien und den Zeichen im Yijing entsprechend als Qian, männlich für den Himmel und Kun, weiblich für die Erde.
Huo Long unterwies Zhang in den Techniken der Langlebigkeit. Als nach vier Jahren seine Bemühungen wenig Fortschritt zeigten, zog er sich zurück in die Wudang-Berge wo er nach weiteren neun Jahren der Übung und Meditation das Dao erfuhr. War er der gleiche Zhang Sanfeng, ein Daoist der Sekte der Vollkommenen Wahrheit, der die Wudang San Feng-Tradition gründete? Dabei handelt es sich um eine abgewandelte daoistische Lehre, welche sich von der Vollkommenen Wahrheit in einigen wesentlichen Punkten unterscheidet. Vor allem legt sie einen Schwerpunkt auf die Verehrung des Großen Vollkommenen Krieger-Kaisers in Gestalt des Zhen Wu und damit verbunden die Praxis der Inneren Kampfkünste. Es würde dazu passen, ihm die Fabel von Kranich und Schlange anzudichten und damit die Erfindung des Taijiquan.
Viel mehr als diese Geschichte weiß hierzulande kaum jemand über Wudangshan, wenn dieser Ort überhaupt damit verbunden wird. In China allerdings sind Zhang Sanfeng und Wudangshan so bekannt wie bei uns der Heilige Franz und Assisi.
Erzählen wir also die erste Saga zu Ende. Auf dem Weg zurück von seiner Höhle trifft der Jüngling eine alte Frau, die an einem Felsen eine Eisenstange reibt. Was das solle, will er wissen. Sie möchte ihrer Tochter ein Brautkleid nähen, habe aber keine Nadel. Nun wolle sie die Stange schleifen, bis sie zur Nadel geworden sei. Der junge Mann denkt sich, die Alte sei nicht ganz bei Trost und zieht weiter. Aber die Begegnung geht ihm nicht aus dem Sinn und mit einem Mal begreift er, was sie ihm zu verstehen geben wollte, macht kehrt und übt beharrlich weiter. Dennoch bleibt ihm auch nach Jahren der letzte Erfolg seiner Bemühungen verwehrt, er erreicht nicht die Tiefe der Meditation, die vollkommene Selbstaufgabe. Wieder steht er kurz vor der Resignation und wieder kommt ihm Xi Wang Zhen Ren[7], denn niemand

---

7   Xi Wang Zhen Ren, eine der Unsterblichen, wird gleichgestellt mit Guanyin, dem weiblichen Bodhisattva des Mitgefühls, im Sanskrit Avalokiteshvarat.

anders war die Alte mit der Nadel, zur Hilfe, nun in Gestalt einer jungen Frau. Diese, wohl von Liebeskummer geplagt, will sich von einem Felsen in den Tod stürzen. In diesem Moment springt Zhen Wu, völlig selbstvergessen und ohne Rücksicht auf sein eigenes Leben, hinzu, um das ihre zu retten. Augenblicklich erheben sich fünf blaue Drachen aus der Tiefe des Abgrunds und tragen Zhen Wu zum Tianzhu, dem höchsten Gipfel des Gebirges, wo er vom Jade Kaiser empfangen und in den Rang eines Unsterblichen erhoben wird.

Diese mythologische Gestalt eines Kämpfers, der sich selbst hingibt zum Wohle anderer, wurde von Zhang Sanfeng in den Mittelpunkt seiner Lehre gestellt. Sie integriert weitere Facetten des Daoismus – den Laozi-Text, das Yijing, die Geomantie Feng-Shui und die Astrologie – ebenso die Kultivierung und Verfeinerung Innerer Alchemie und spiritueller Natur und die Integration der drei Doktrinen Daoismus, Konfuzianismus und Buddhismus.

Damit bezog sich Zhang Sanfeng auf die Gedanken des Chen Tuan, auch Chen Xiyi genannt, der um 950 gelebt und 20 Jahre am Wudangshan verbracht hatte, um sein Qi zu verfeinern. Chen Tuan war ein Lehrer des oben bereits erwähnten Huo Long, dieser wiederum Lehrer des Zhang Sanfeng. Von eben diesem Huo Long soll die hier vorgestellte Qigong-Übung »Seiner Natur folgen – zurückkehren zum Ursprung« stammen.

Zhang hatte sich einen Platz ausgesucht, der schon seit einigen Dynastien von den Herrschern unterstützt und geehrt wurde. Zu Beginn der nördlichen Song Dynastie (960–1127) war auf Erlass des Kaisers Taizu das Taihe Gebirge dem Zhen Wu gewidmet und in Wudangshan umbenannt worden. Die prachtvollen Tempelanlagen, die der Yongle Kaiser Zhu Di nach 1400 errichten ließ, bildeten einen vorläufigen Höhepunkt der Bautätigkeiten. Für lange Zeit galt Wudangshan als ein »Freilichtmuseum« chinesischer Baustile. Auf dem höchsten Gipfel ließ Zhu Di einen Tempel aus vergoldetem Kupfer errichten. Mit einem Gesamtgewicht von 90 Tonnen, hergestellt in der neu errichteten Hauptstadt Beijing, wurde er in Einzelteilen auf dem Wasserweg über den Kaiserkanal, den Jangtse und den Hanfluss bis nahe ans Gebirge transportiert. Im Inneren des etwa 25 m² messenden Tempels befindet sich eine lebensgroße Statue des Zhen Wu, die alleine schon 10 Tonnen wiegt. Der Tempel auf dem Gipfel des Tianzhu ist die Haupttouristenattraktion. Früher nur über Treppen, heute auch mit einer Seilbahn erreichbar, besuchen derzeit ca. 300.000 Menschen jährlich dieses Heiligtum. Die meisten kommen in den chinesischen Ferienwochen und an den hohen daoistischen Feiertagen. Das restliche Jahr über ist es eher ruhig in Wudangshan.

Wie muss man sich diesen Ort, der einen so wichtigen Stellenwert im daoistischen Glauben einnimmt, vorstellen?

Er ist sehr schwer zu beschreiben. Zunächst einmal ist dieses Gebiet ja nicht gerade klein, aber sehr bergig und schwer zugänglich. Unten, kurz hinter der Stadt am Fuß der Berge, gibt es ein Eingangstor. Von dort führt eine einzige Straße in das Wudangshan-Gebiet. Nach einigen Kilometern gabelt sich die Straße und führt rechts bis zum Nanyan (südliche Klippe), links bis zum Tianzhu (Himmelspfeiler). Die beiden Punkte liegen sich gegenüber und es gibt einen Fußweg, Treppen runter und wieder rauf, von einem Tempel zum anderen. Für diese strapaziöse Strecke sollte man drei Stunden veranschlagen.

Die Straßen führen an den wichtigsten Anlagen vorbei: Dem Tempel der Nadelschleiferin, dem Palast des Prinzen Taizipo, dem Purpurwolkenpalast Zixiaogong. Kleinere Tempel, Einsiedeleien und Höhlen sind nur zu Fuß erreichbar, wenn man denn einen Führer dorthin findet. Alle Anlagen fügen sich harmonisch in die Landschaft, sind nach alten Feng-Shui-Gesichtspunkten errichtet worden.

1984 wurde die Wudang-Dao Gesellschaft gegründet. Bis zu diesem Zeitpunkt war Wudangshan sehr abgeschirmt und die Künste wurden nicht an Außenstehende weitergegeben. Durch die turbulente Vergangenheit Chinas lebten zu dieser Zeit nur sehr alte Mönche in Wudangshan, eine ganze Generation fehlte. Jetzt erst wurden wieder neue, junge Menschen in die Klöster aufgenommen.

Einer dieser jungen Mönche, Zhong Yunlong, wurde im Winter des Jahres 1985 von den Meistern des Berges ausgesandt, nach verlorengegangenen Techniken der Wudang-Tradition zu suchen. Er kehrte im Juni 1987 zurück, um am ersten offenen Wudang Wettkampf teilzunehmen. Auch danach begab er sich weiterhin auf die Suche nach im Land verstreut lebenden Wudang-Meistern.

Nach 1988 wurden die Tore der Tempel und Klöster für die Welt geöffnet, nach und nach wurden auch die Kampfkünste an Außenstehende vermittelt, im darauffolgenden Jahr wurde die öffentliche Schule gegründet, die inzwischen den Rang einer Akademie erhalten hat. Zhong Yunlong wurde ihr erster Leiter, sein Neffe Zhong Xueyong ist inzwischen sein Nachfolger.

Bis zum Jahr 2000 war die Anzahl der Studenten auf 40 pro Jahr begrenzt, mehr konnten nicht angenommen werden und es waren ausschließlich Chinesen. Die wenigen Ausländer, die dorthin kamen, blieben nur für eine viel zu kurze Zeit, um wirklich intensiv zu lernen. Seit 2000 hat sich die Zahl der Studenten erhöht und es bleiben auch Ausländer für längere Zeit, allerdings ist ihre Zahl recht überschaubar. Die meisten bleiben nur für ein bis zwei Wochen.

Die Akademie ist die einzige von der Wudang-Dao Gesellschaft anerkannte Institution. 120 Mönche und 40 Nonnen sind inzwischen wieder in den Klöstern. Die Akademie ist einer der schönsten Tempelanlagen, dem Palast des Purpurwolkenhimmels, angegliedert.

Das Studium der klassischen Texte, Meditationen, Qigong- und Kampfkunstübungen, aber auch prachtvolle Tempelrituale gehören zur Praxis der Daoisten. In Wudangshan finden wir zwei Sekten oder Orden. Die eher puristische, orthodoxe Sekte der Vollkommenen Wahrheit (Quan Zhen Pai), zölibatär und vegetarisch lebend und die Sanfeng Sekte (Zhen Yi Pai), die »Fleisch essen dürfen«. Zur Ausbildung gehört auch eine fundierte Kenntnis in chinesischer Medizin. Wudangshan ist ein an Heilkräutern reiches Gebiet, eine kleine Einkommensquelle der Mönche und Nonnen, die dort leben.

Früher Nachmittag im Juni. Heiß, kaum dass ein Vogel sich regt. Im Tempel Purpurwolkenpalast bietet nur ein kleiner Hain Schatten, ganz oben neben der Elternhalle. Unser letzter Tag; wir üben Qigong, »zurückkehren zum Ursprung«. Meister Zhong Xueyong hat eine Nonne gebeten, uns auf der Pipa zu begleiten. Frieden, Harmonie, Ruhe.

Dann, von unten her sich nähernd, das Quäken eines kleinen Plastikmegafons, mit dem alle chinesischen Reiseführer bewaffnet sind. Selbst wenn die Gruppe nur fünf Personen zählt, muss jedes Wort intensiviert werden, als würde es richtiger, wahrer, bedeutender, wenn es batterieverstärkt in die Welt dringt. Diese Gruppe ist größer. Kaum sehen uns die ersten, uns Europäer und die Nonne, wittern sie darin ein ungewöhnliches Fotomotiv. »Das wird jetzt eine Herausforderung«, sagt Meister Zhong. Es wird. Ohne jede Hemmung drängen sich die chinesischen Männer zwischen uns, imitieren unsere Bewegungen und lassen sich von ihren Frauen knipsen. Dann drängt das Geplärre weiter, weiter und nur wenige Erklärungen später entschwindet der Spuk, wieder nach unten, zum Bus, zum nächsten Tempel.

Obwohl Wudangshan abseits der touristischen Hauptstrecken liegt – von Xi'an sind es acht Stunden Zugfahrt – scheinen Investoren Hoffnung auf mehr Zulauf zu hegen. Am Eingang wurde 2007 eine große Abfertigungshalle errichtet und die bisher üblichen kleinen Busse und Taxis wurden durch große Linienbusse ersetzt. Diese Neuerungen trieben mir bei unserem letzten Besuch nicht als Einzigem Tränen in die Augen. Der Berg kam uns entzaubert vor. Aber nur im ersten Moment. Von so profanen Details lässt sich das Dao nicht vertreiben.

Schon in den frühen, 2500-3000 Jahre alten Schriften und Abbildungen werden Qigong-Übungen mit bestimmten Krankheiten in Verbindung gebracht. Basierend auf einem energetischen Grundverständnis, wird die Entstehung und Behandlung von Krankheit anders betrachtet, als in der westlichen Schulmedizin. Im Westen galt noch im frühen 19. Jahrhundert jemand als gesund, wenn er arbeitsfähig war. Später wandelte sich das Bild zur Gesundheit als Abwesenheit von Krankheit und heutzutage bestimmt das allgemeine körperliche, seelische und soziale Wohlbefinden, ob man sich als gesund bezeichnen würde. Während in der Bevölkerung auch noch der Zustand von Fitness und Wellness den gesteigerten Anspruch an Gesundheit bezeichnet, nennt ein zynischer Mediziner einen gesunden Menschen »nur nicht gründlich genug untersucht«. Diese Bemerkung, so bitter sie auch klingt, veranschaulicht sehr deutlich das Verständnis vom Menschen als Mängelwesen.

In der chinesischen Medizin geht man davon aus, dass durch verschiedene, Krankheiten bedingende Faktoren, das energetische System gestört werden kann. Gehörten in der Frühzeit dazu selbstverständlich auch Monster und Dämonen, sind es inzwischen entweder äußere Ursachen, wie

- klimatische Einflüsse (Wind, Hitze, Kälte, Feuchtigkeit, Trockenheit)
- falsche Ernährung
- übermäßige sexuelle Aktivität
- Verletzungen
- falsche Behandlungen

oder Ursachen inneren Ursprungs, nämlich

- der Emotionen – Zorn, Trauer, Sorge, Freude, Furcht, Empathie
- der geistigen Aktivitäten – Begierden, Träumereien, Grübeln, Neid, Hass
- der systematischen Überbelastung (Stress)
- Blutstau und Verschleimung

Jeder dieser Faktoren beeinflusst das Qi und seinen Verlauf auf unterschiedliche Weise und verursacht dadurch Ungleichgewichte und Disharmonien.

Die Gesundheit durch rechte Geisteshaltung bewahren

Die Gesundheit durch die Geisteshaltung zu bewahren bedeutet, die psychologische Gesundheit zu fördern, indem der Geist besänftigt und das Leben beseelt wird.

Wie neuere Studien belegen, sind die Erkrankungen des Gemüts Hauptursachen eines frühen Todes.

Die Verbesserung der physischen sowie mentalen Gesundheit beruht auf dem Konzept einer Korrespondenz zwischen Himmel und Mensch. Mit Himmel ist das Universum gemeint, mit Korrespondenz, dass der Mensch als Mikrokosmos den Makrokosmos spiegelt.

1. Mentale Beruhigung durch inneren Frieden

Ruhe bezeichnet hier den Zustand inneren Friedens, innerer Ruhe, das Ausschalten weltlicher Bedürfnisse. Diese Ruhe kann dadurch erlangt werden, dass störende Gedanken aus dem Bewusstsein verbannt werden. Im Folgenden werden einige Wege aufgezeigt, die zur Erlangung einer inneren Ruhe führen können:

(1) Selbstbezogenheit und sinnliche Bedürfnisse auf ein Minimum reduzieren.

Das Lossagen von weltlichen Belangen befreit die Sinne und ebnet den Weg für Einklang zwischen Körper und Geist.

(2) Eine aufrichtige Hingabe und Konzentration der Gedanken.

Das Ausschließen störender Gedanken und Ärgernisse sind Grundvoraussetzungen für innere Ruhe und Gelassenheit. Mit der Ruhe kommen Gelassenheit und Zufriedenheit über den Geist.

2. Bestimmtheit und moralische Kultivierung

(1) Eine gesunde Ernährung des Geistes erfordert eine gesunde Sicht auf das Leben. Diejenigen, die mit Selbstbewusstsein und klaren Zielen durch das Leben gehen, formen und fördern somit ihren Geist.

(2) Bleibe beständig und stehe dem Leben voller Hoffnung gegenüber.

(3) Ein erhabener und ruhiger Charakter trägt zur physiologischen Gesundheit und Harmonie bei.

3. Sei optimistisch

Forme den Charakter durch moralisches Verhalten. Konfuzius schrieb in »The Analects«: »Arbeite so hart, dass Du vergisst zu essen, sei so fröhlich, dass Du vergisst zu trauern, denke nicht an Altersschwächen.«

Optimismus ist die beste Nahrung für die Sinne.

4. Halte den Geist in Balance

Wettkampf und Eile erzeugen nicht selten Sorgen, Erschöpfung und Nervosität. Nehmen diese überhand, geraten Körper und Geist aus dem Gleichgewicht. Diesem negativen Einfluss kann durch bewussten Umgang mit der Umwelt und dem eigenen Ich entgegengewirkt werden.

Stimmungsregulierung

1. Zurückhaltung
Zurückhaltung bezeichnet die Besänftigung der sieben menschlichen Gefühle: Freude, Wut, Sorge, Angst, Liebe, Hass, Begierde.
Wut ist das Gefühl, welches die Balance des Geistes am deutlichsten beeinflusst und somit der Gesundheit besonders abträglich ist. Wut beeinflusst nicht nur die Leber, sondern zieht auch das Herz, den Magen und das Gehirn in Mitleidenschaft. Der Einfluss von Wut oder Ärger auf den menschlichen Organismus kann durch Selbstkontrolle Schritt für Schritt reduziert werden.

2. Offenheit
Machen Sie Ihrem Herzen Luft, lassen Sie angestauten Gefühlen freien Lauf, um die Balance zwischen Körper und Geist wiederherzustellen bzw. zu erhalten.

3. Übertragung (Transformation)
a) Sublimation ist ein Weg, sich die Ursache des Unglückes bewusst zu machen und mit der Kraft von Verstand und Gefühl sich seiner Entwicklung hinzugeben, wodurch das Leid gemildert werden kann. Darüber hinaus sollte man sich loslösen oder befreien, durch Gleichgültigkeit in Lebensführung und Verhalten sich der schädigenden Einflüsse seiner Umgebung entledigen.
b) Sich seiner Neigungen enthalten, störende und trübsinnige Gedanken vertreiben, um ungesunde Gemütsverfassungen und Gewohnheiten zu ändern.
c) Sportliche Betätigung kann die Vitalität steigern und helfen, gesundheitsschädigende Gefühle loszuwerden.

4. Kontrolle durch die inneren Organe
Gemäß der Lehre der Fünf Wirkkräfte wird jedem inneren Organ auch eine Gemütsregung zugeordnet, welche von diesem Organ erzeugt wird, aber auch in ihrer extremen Erscheinung dieses Organ schädigt.
Wut schadet der Leber, doch Traurigkeit überwindet die Wut; Fröhlichkeit kann das Herz beeinträchtigen, doch Furcht überwindet die Fröhlichkeit; Bedenken und Grübeln schädigen die Milz, doch Wut überwindet die Zweifel; Melancholie beeinträchtigt die Lungen, doch Freude kann die Melancholie überwinden. Angst schädigt die Nieren, aber Bedenken überwinden die Angst.
Hierin zeigt sich die dialektische Beziehung in der daoistischen Heilkunde zwischen dem Geist und den Organen, der Interaktion zwischen Physiologie und Pathologie.

Im Laufe der Entwicklung des Qigong und durch die verschiedenen Einflüsse, entstanden mannigfache Methoden, die ich folgendermaßen unterscheide:

Qigong gegen Krankheiten, zur Wiederherstellung der Gesundheit

Viele Übungen, gerade im modernen Qigong, werden zur Anwendung bei definierten Krankheitsbildern beschrieben. Aber auch bei Qigong zur allgemeinen Gesunderhaltung wird mitunter bei einzelnen Übungen deren Wirkung gegen bestimmte Ungleichgewichte angegeben. Zum Beispiel sind bei den 24 Dao Shi Übungen des Chen Xiyi, die wechselnd im Laufe des Jahres praktiziert werden sollen, auch zu jeder Übung Symptome beschrieben, gegen welche sie ebenfalls eingesetzt werden kann. Ihre Wirkungen richten sich auf ganz spezielle Mangel- oder Überschusszustände und bemühen sich um deren Ausgleich. Dabei ist es unerheblich, wodurch der Mangel oder Überschuss ausgelöst wurde. Die Ursache liegt in der Vergangenheit und kann nicht korrigiert werden.

Qigong zur Erhaltung der Gesundheit

Hierunter fällt ein großer Teil der populären Qigong-Praktiken, was ja auch naheliegend ist, Wir gehen dann davon aus, dass sich das System in einem mehr oder minder ausgewogenen Zustand befindet. Da wir ständig äußeren und inneren Einflüssen ausgesetzt sind, reden wir von einem Fließgleichgewicht, einem Zustand, der ständig in der Waage gehalten werden muss. Viele der bekannten Qigong-Übungen werden dazu eingesetzt.

Qigong zur Steigerung der Gesundheit

Gesundheit ist nicht nur die Abwesenheit von Krankheit. Sie geht einher mit dem allgemeinen Wohlgefühl, mit der geistigen und emotionalen Stimmung, mit der sozialen Harmonie und einer Leben bejahenden Grundhaltung. Mit dem Konzept einer Steigerung der Gesundheit kommen unweigerlich Gedanken in die Diskussion, welche wir als spirituell oder metaphysisch bezeichnen müssen. Spätestens hier wechselt Qigong aus einer therapeutischen in eine daoistische Praxis.

Die hier vorgestellte Übung »Seiner Natur folgen – zurückkehren zum Ursprung« kann für alle drei Ziele eingesetzt werden.

Der erste Teil mit der Bezeichnung »Himmel und Mensch werden eins«, zentriert und beruhigt den Übenden. Es ist eine ruhige Meditation. Im zweiten Teil wird der Körper von verbrauchtem Qi gereinigt und mit frischem Qi angefüllt. Damit betreiben wir eine energetische Hygiene. So wie wir unseren Körper äußerlich reinigen, sorgt die Übung für geputzte, aufgeräumte Energiebahnen und -felder. Geschieht dies gründlich und regelmäßig, kann das Qi im Körper ungehindert und in der ordnungsgemäßen Richtung fließen. Dann schafft und erhält der Organismus auf natürliche Weise Harmonie und Gleichgewicht. Natürlich kann eine Krankheit im fortgeschrittenen Stadium nicht ausschließlich durch Qigong besiegt werden. Dazu stehen der chinesische Medizin noch weitere Methoden zur Verfügung. Neben dem Qigong werden Diätethik, Arzneimittel, Massage, Schröpfen, Moxabustion[8] und Akupunktur eingesetzt.

Heilkundliches Wissen gehört mit zur Ausbildung an der Kampfkunst-Akademie in Wudangshan. Vielleicht erscheint manch einem die Verbindung von Kampf- und Heilkunst widersprüchlich. Wenn überhaupt, sollen die kämpferischen Fähigkeiten nur zum Schutz der eigenen Gesundheit und der hilfloser Mitmenschen eingesetzt werden. Auch gibt es viele Geschichten, in denen ein erfolgreicher Kämpfer den besiegten Gegner anschließend wieder gesund gepflegt hat. Allerdings ein sehr romantisches Ideal, dass gerade in der gegenwärtigen Situation auch kritisch betrachtet werden darf. Viele der jungen Menschen, die von ihren Eltern zur Ausbildung nach Wudangshan geschickt werden, träumen von einer Schauspielerkarriere, zumindest einer Zukunft als Bodyguard, als Ausbilder bei Militär oder Polizei. Aber einige ändern in den Jahren der Ausbildung ihr Lebensziel, treten einem der Orden bei und widmen ihr Leben der daoistischen Lehre.

Man muss aber kein Daoist werden, um erfolgreich Qigong zu betreiben. Die einfache Übung tut auch ihre Wirkung ohne theoretisches Hintergrundwissen. Sie erfordert ebenso keine besonderen körperlichen Fähigkeiten und kann bis ins hohe Alter praktiziert werden.

In den stillen Phasen des ersten Teils und zum Abschluss, können unwillkürliche Bewegungen entstehen, ein langsames Kreisen des Beckens oder der Schultern, aber auch plötzliche und schnelle Bewegungen sind möglich. Das sollte Sie nicht beunruhigen. Es sind spontane Strömungen des Qi, das sich seine natürlichen Bahnen befreit. Wenn diese Bewegungen auftreten, lassen Sie sie natürlich und ungehemmt geschehen, ohne sie zu unterdrücken, ohne sie zu verstärken und ohne sie zu erzwingen. Mitunter sind auch nur Vibrationen im Inneren spürbar, ohne äußerlich sichtlich zu werden. Geschieht nichts dergleichen, ist das auch in Ordnung.

8   Eine Form der Wärmetherapie, mittels Abbrennen von Kräutern über oder auf Akupunkturpunkten. Vorwiegend wird dazu Beifuß benutzt.

Seiner Natur folgen – zurückkehren zum Ursprung

Von Zhen Ren Huo Long (um 1100)

Wirkung zeigt sich durch Regelmäßigkeit.

Die Übung ist vom Bewegungsablauf verhältnismäßig einfach, mit Aufmerksamkeit und Hingabe lässt sie sich schnell verstehen. Ich erkläre Ihnen die Übungen auf drei Ebenen. Zuerst lernen Sie die Bewegungen und Körperhaltungen als einfachen Ablauf im Zusammenspiel mit der Atmung. Üben Sie auf dieser Ebene eine Weile, bis Sie sich darin sicher fühlen. Überstürzen Sie nichts, lassen sie sich Zeit. Lesen Sie erst dann die Beschreibung der zweiten Ebene.

Dort gehe ich genauer darauf ein, wie die Bewegungen mit richtiger Nutzung der Körpermechanik entspannt ausgeführt werden können. Auch erhalten Sie einige Hinweise zu den inneren Abläufen. Üben Sie auch auf dieser Ebene, bis Ihnen die Bewegungen wieder vertraut und natürlich vorkommen. Dazu werden Sie etwas länger brauchen, als auf der ersten Ebene. Dann lesen Sie die Anleitungen der dritten Ebene.

Hier erfahren Sie nun, wie Sie mit der Vorstellung das Qi bewegen, dabei völlig entspannen und den Geist in eine tiefe Ruhe versetzen.

Bitte gehen Sie Schritt für Schritt vor und versuchen Sie keine Abkürzungen.

ÜBUNG 1

1. Ebene

Yin und Yang trennen

Sie stehen mit nebeneinander gestellten Füßen aufrecht und entspannt, atmen Sie dabei ruhig und gleichmäßig. (Bild 1)

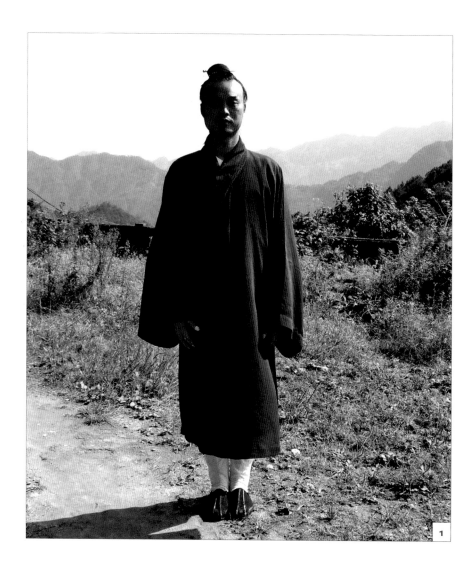

Wenn Sie sich ganz gelöst und bereit für die Übung fühlen, verlagern Sie beim nächsten Ausatmen das Gewicht auf die rechte Seite und stellen den linken Fuß etwas mehr als schulterweit aus. Sie atmen weiterhin ruhig und gleichmäßig. (Bild 2)

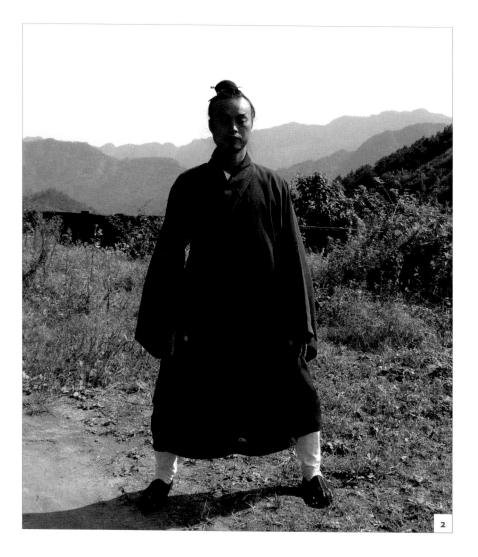

2

Himmel und Mensch sind eins

1. Teil

Sie stehen entspannt, atmen ruhig und gleichmäßig, die Arme hängen locker zur Seite, Handflächen zum Körper. (Bild 2)

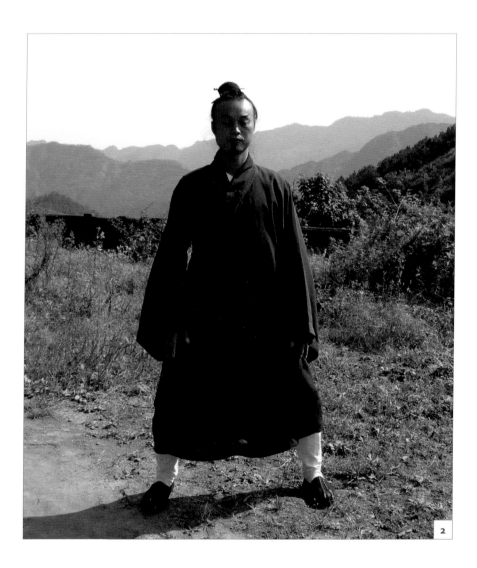

Einatmen: Heben Sie die Arme zur Seite bis in Schulterhöhe. Die Handflächen weisen nach unten. (Bild 3)

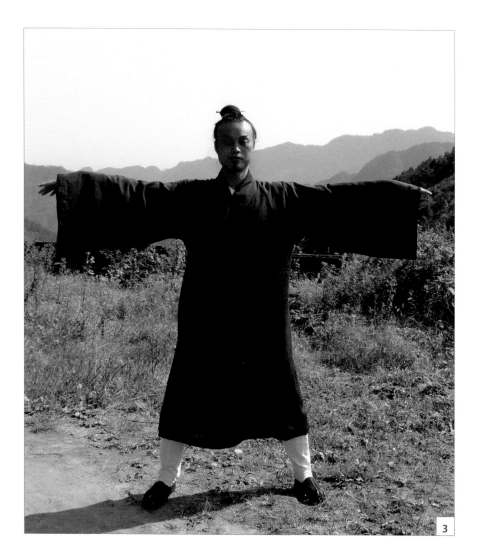

Ausatmen: Sie sinken etwas in die Knie, entspannen die Arme, geben in den Ellbogen leicht nach und schieben die Handflächen nach außen. Die Fingerspitzen zeigen nach oben. (Bild 4)

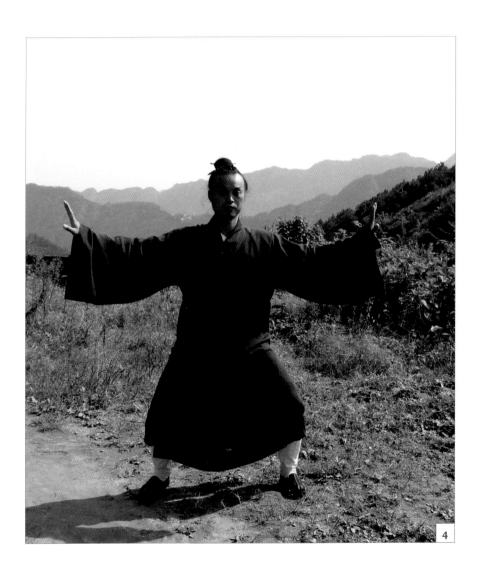

4

Einatmen: Heben Sie die Arme im Kreisbogen weiter bis hoch über den Kopf. Fingerspitzen zueinander, Handflächen nach oben. Der Körper wird dabei leicht gestreckt. (Bild 5)

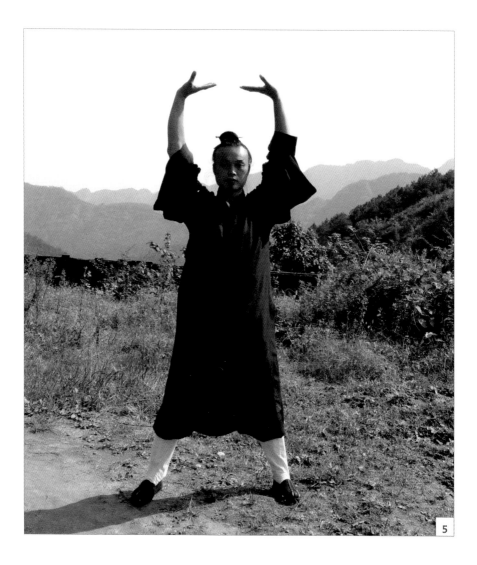

Ausatmen: Sie drehen die Hände (Bild 6) und führen sie mit den Handflächen nach unten zur Brustmitte. Dort verweilend *einatmen.* (Bild 7)

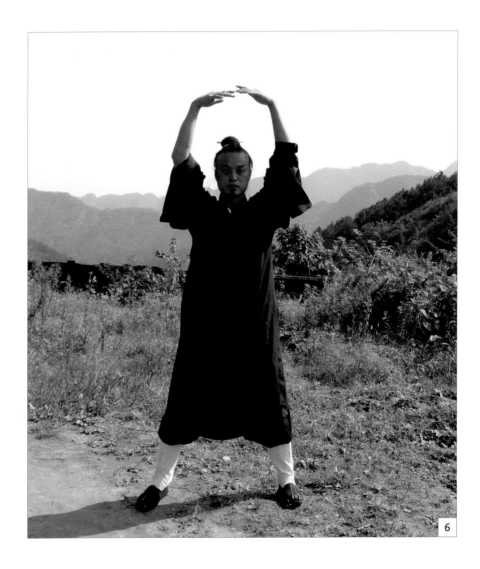

6

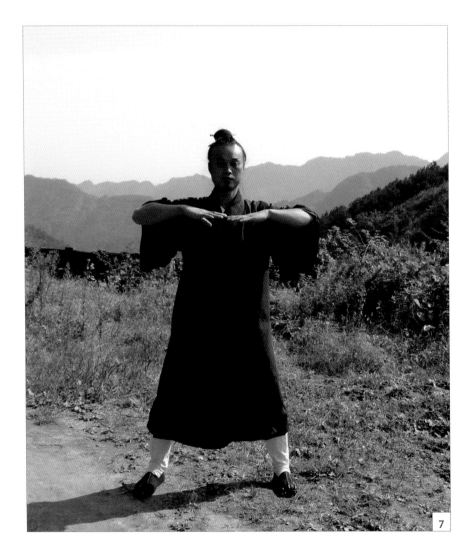

7

Ausatmen: Führen Sie die Hände weiter nach unten bis zum Unterbauch, (Bild 8) dann die Ellbogen nach hinten und die Hände zur Seite. (Bild 9)

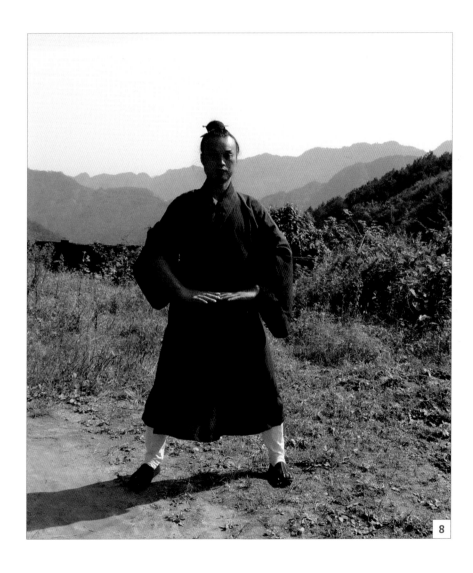

8

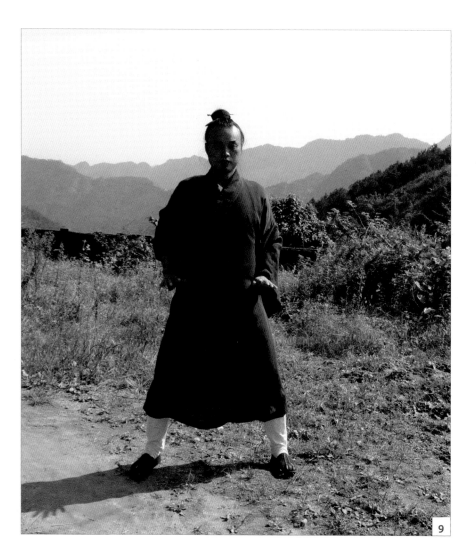

9

2. Teil

Nun lassen Sie die Arme zur Seite sinken. (Bild 10).

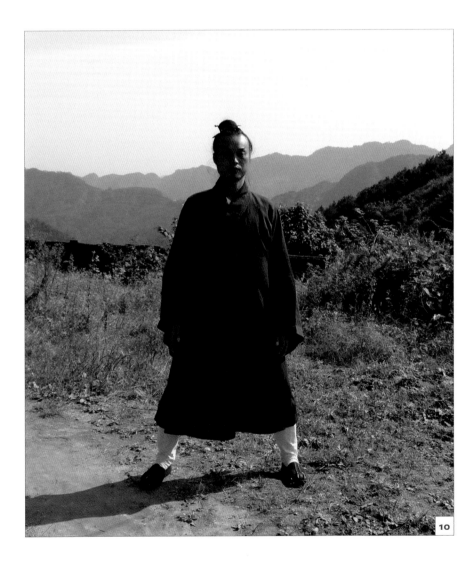

10

Mit entspannten Schultern, die Arme leicht gerundet, ziehen sie die Ellbogen nach außen zur Seite. Halten Sie die Mittelfinger etwas nach innen zum Hüftgelenk-knochen hin.
Atmen Sie ruhig und gleichmäßig. Verweilen Sie in dieser Position für eine Weile. (Bild 11)
Dabei richten Sie sich nach Ihrem eigenen Empfinden. Wenn Sie das Gefühl haben, lange genug gestanden zu haben, lassen Sie die Arme wieder sinken und beginnen die Übung von vorne.

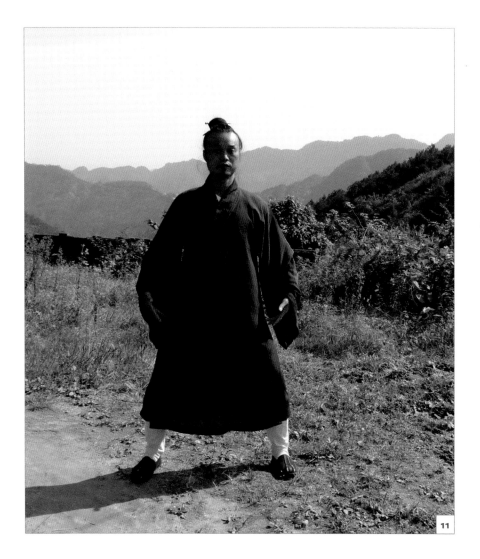

11

Hinweis: Es kann sein, dass Ihnen in der ersten Zeit recht schnell die Schultern zu schmerzen beginnen. Erinnern Sie sich rechtzeitig daran zu entspannen. Stellen Sie sich vor, unter den Achseln jeweils einen mittelgroßen Ballon zu haben, auf dem die Oberarme ruhen. Heben Sie nicht die Schultern an, nehmen Sie nur die Ellenbogen nach außen.

Atmen Sie ruhig und gleichmäßig durch die Nase ein und aus. Lassen Sie den Atem lautlos ein- und wieder ausströmen. Richten Sie Ihre Aufmerksamkeit auf die Atmung und zählen Sie Ihre Atemzüge. Wenn Ihre Schultern schmerzen, beenden Sie den Teil der Übung. Versuchen Sie, nach einigen Tagen ein oder zwei Atemzüge länger stehen zu bleiben.

Wenn Sie entspannt stehen, kann es zu unwillkürlichen Bewegungen kommen. Vielleicht ein plötzliches Zucken oder auch eine längere Vibration. Unterdrücken Sie diese Regungen nicht. Lassen Sie sie zu, aber forcieren Sie sie auch nicht. Mitunter verspürt man nur eine innere Bewegung, die äußerlich nicht sichtbar wird. Solche Reaktionen sind natürlich und zeigen die Lösung von Spannungen, das Aufheben von Blockaden an, Sie brauchen also nicht beunruhigt sein. Es soll Sie aber auch nicht irritieren, wenn nichts dergleichen geschieht.

Wiederholen Sie die Übung drei Mal.

Nach dem dritten Mal führen Sie die Arme nach vorne bis in Schulterhöhe, mit den Handflächen nach unten. (Bild 12 und 13)

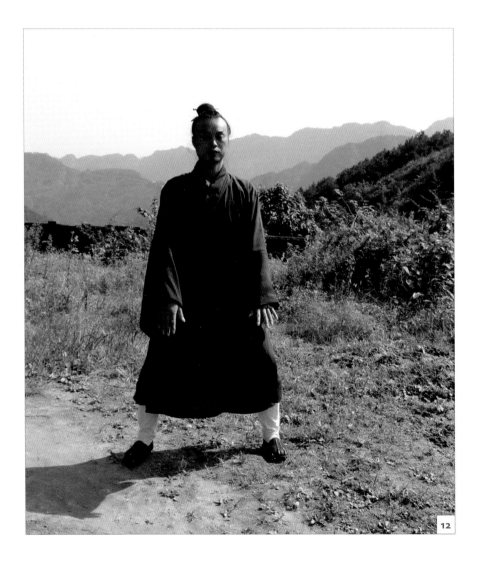

12

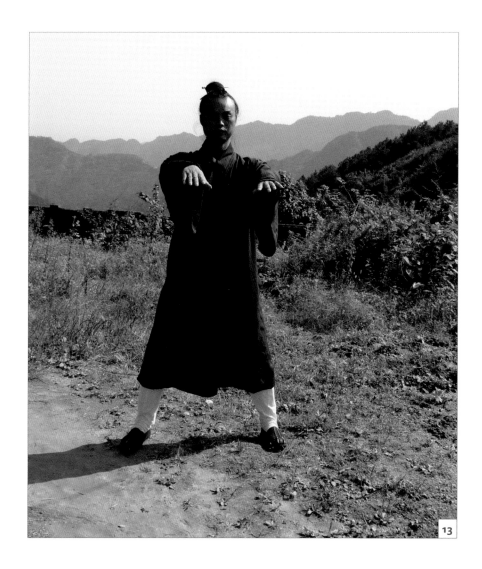

Qi absorbieren und im Körper verteilen

Die Sieben Sterne bewegen
Die Arme sind nach vorne gehoben. Nun drehen Sie die Handflächen nach oben, die Ellbogen bewegen sich nach unten. (Bild 14)

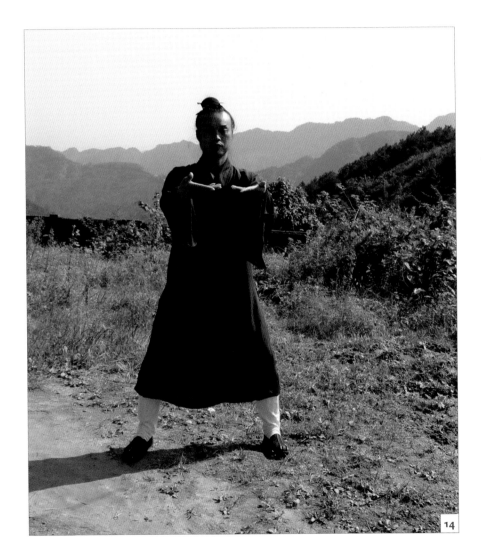

14

Führen Sie Ihre Hände in einem Kreisbogen nach außen (Bild 15) und weiter nach hinten zum Nacken. (Bild 16)

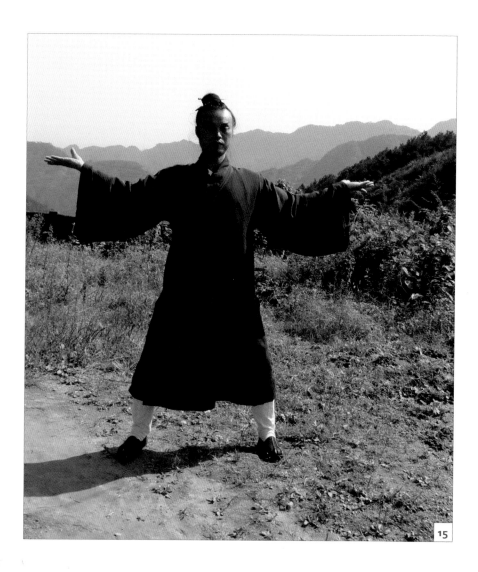

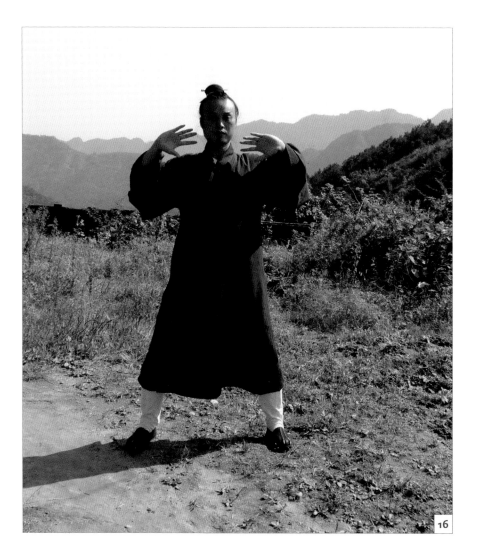

16

Von dort schieben Sie die Hände am Hals vorbei nach vorne. Die Arme bilden einen Kreis, die Fingerspitzen stehen zueinander, Handflächen nach vorne. Die Mittelfinger befinden sich ungefähr in Höhe der Brustbeinmitte. (Bild 17)
Diese Bewegung wird jeweils vor dem Übergang in eine andere Grundposition gemacht. Üben Sie das »Bewegen der Sieben Sterne« separat, damit es leicht und entspannt stattfindet.

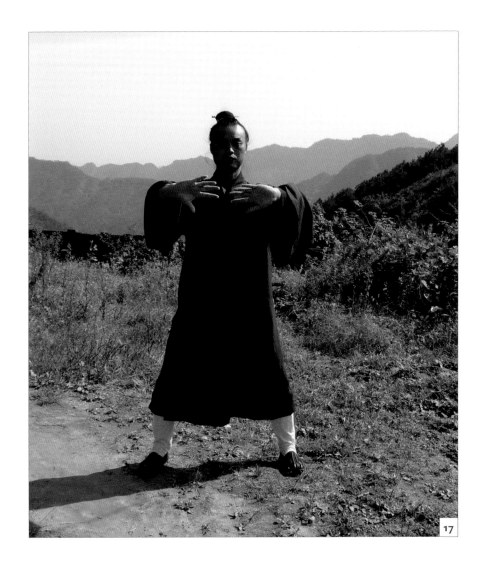

1. Teil

Sie verlagern Ihr Gewicht ganz auf den rechten Fuß und drehen sich nach links. Strecken Sie das linke Bein zu einem großen Schritt, setzen Sie die Ferse auf und verlagern Sie Ihr Gewicht nach vorne auf den linken Fuß. Dabei bilden die Arme unvermindert den Kreis, die Handflächen weisen nach vorne. (Bild 18)

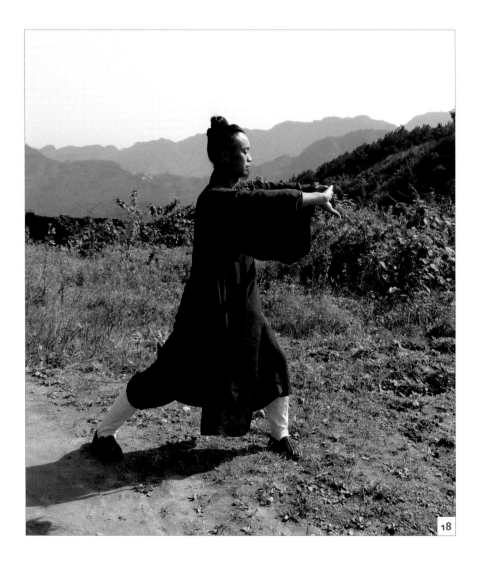

18

Nun lassen Sie die Ellbogen sinken und die Unterarme drehen, als würden Sie mit den Händen um einen Ball herum fahren. Am Ende der Bewegung sollen die Handflächen zum Gesicht hin zeigen. (Bild 19)

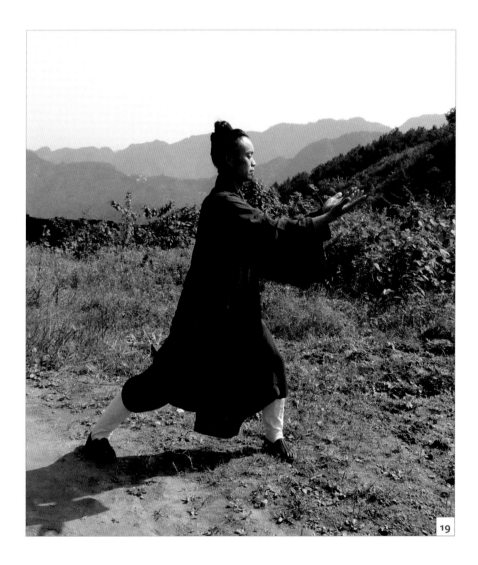

Einatmen: Verlagern Sie das Gewicht auf das hintere, das rechte Bein, als wollten Sie sich setzen und bewegen Sie die Hände auf das Gesicht zu, indem Sie die Ellbogen etwas sinken lassen. (Bild 20)

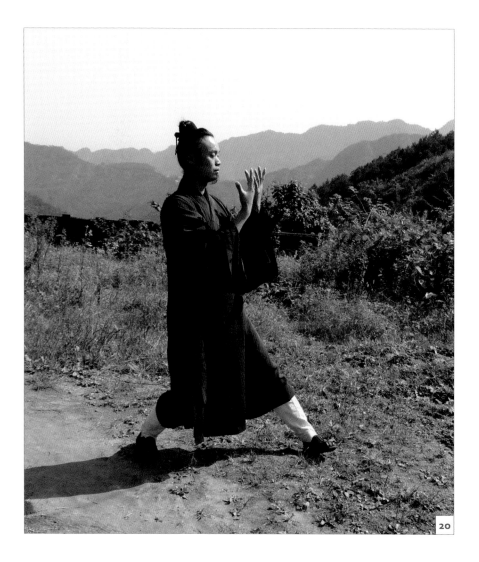

20

Ausatmen: Wenden Sie Ihre Handflächen deutlich nach vorne (Bild 21) und schieben Sie die Hände einige Zentimeter vor, während Sie das Gewicht wieder auf das linke Bein verlagern und Sie sich im Körper leicht strecken. (Bild 22)

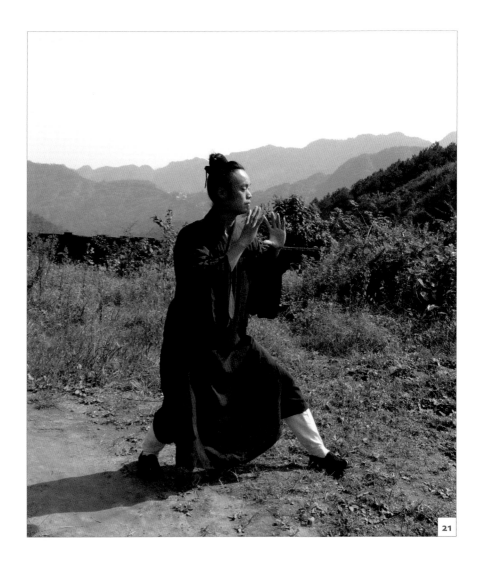

21

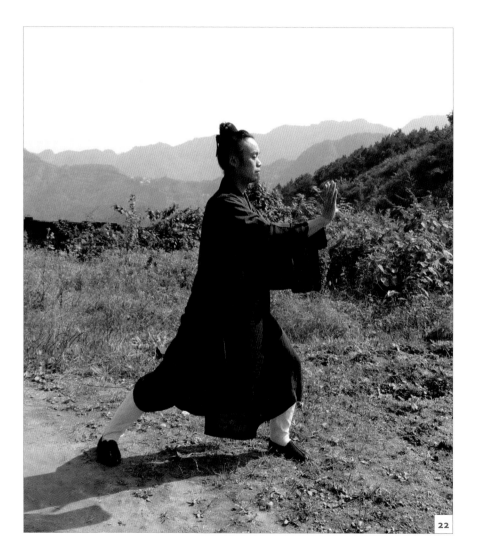

22

Nun fahren Sie mit den Händen wieder um einen imaginären Ball herum, sodass zum Ende der Bewegung die Handflächen wieder zum Gesicht zeigen. (Bild 23) Dabei kann man eine Atempause einlegen oder einmal ein- und wieder ausatmen. Wichtig ist nur, dass bei der Rückwärtsbewegung mit Heranziehen der Hände eingeatmet und bei der Vorwärtsbewegung, mit stoßenden Händen, ausgeatmet wird.

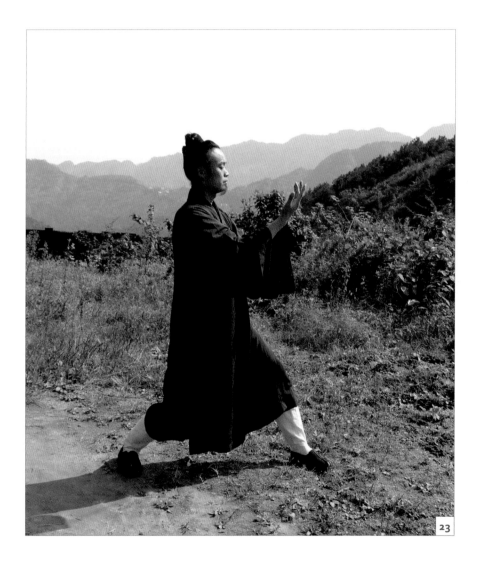

Diese Bewegung drei Mal ausführen, dann, nach dem vierten Einatmen,
die Hände vor dem Körper nach unten wenden und nach unten bis zum
Unterbauch drücken, während Sie das Gewicht auf das vordere Bein verlagern.

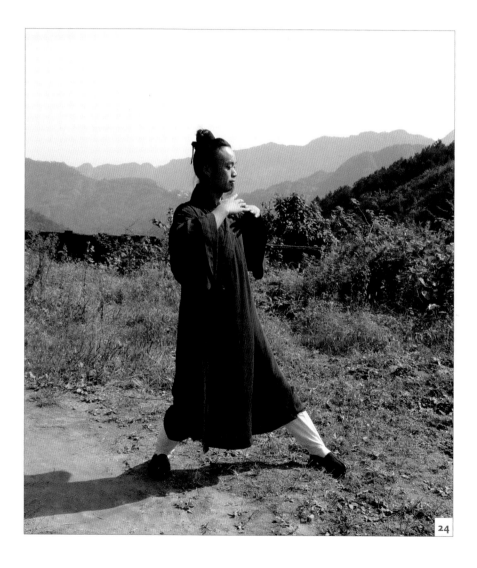

24

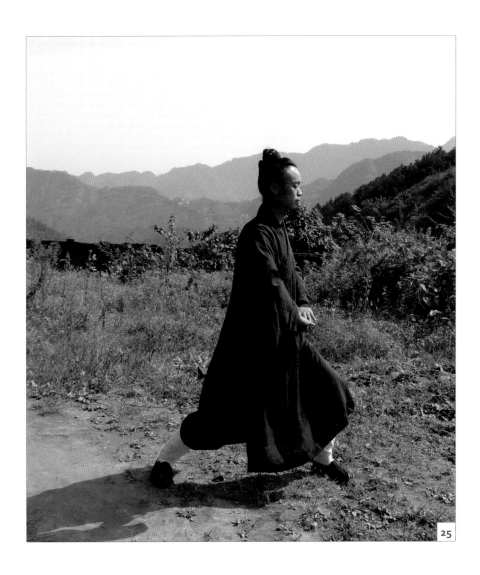

Danach lassen Sie die Hände nach vorne aufsteigen bis in Schulterhöhe. (Bild 26) Formen Sie wieder mit den Händen einen Kreis um den Ball. Wiederholen Sie die ganze Übung insgesamt drei Mal.

Zum Verständnis: drei Mal heranziehen und wegstoßen. Nach dem vierten Mal heranziehen mit den Händen nach unten drücken. Wiederholen Sie diesen Vorgang drei Mal.

Hinweis: Beim Einatmen kommen die Hände ganz natürlich bis ca. 20 cm auf das Gesicht zu. Die Mitte der Handteller (Punkt Laogong) befindet sich in Höhe des Halses. Wenn die Unterarme gedreht werden, sinken die Ellbogen etwas ab, ehe sich die Arme wieder nach vorne strecken.

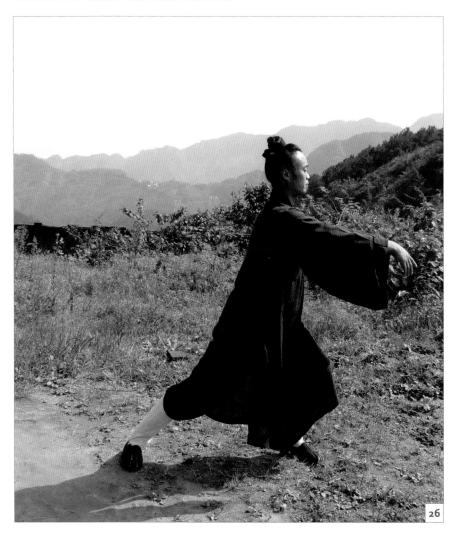

26

2. Teil

Nachdem Sie den ganzen Bewegungsablauf drei Mal absolviert haben, heben Sie die Arme nach vorne, mit den Handflächen nach unten und bewegen wieder die »Sieben Sterne«:
Mit entspannten Armen drehen Sie die Handflächen nach oben, kreisen mit den Händen in Schulterhöhe nach außen, wobei Sie das Gewicht nach hinten auf das rechte Bein verlagern. (Bild 27)

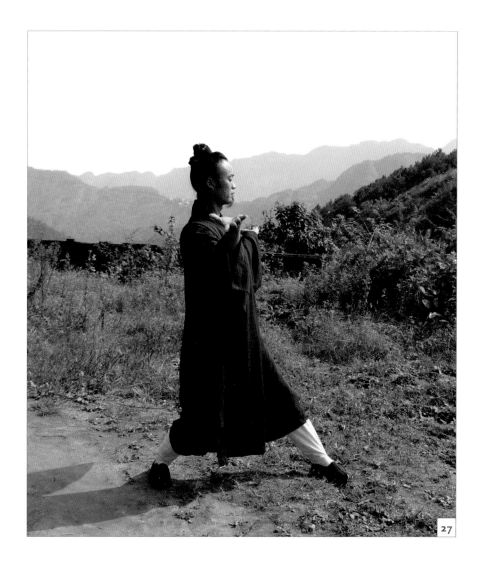

27

Nun führen Sie die Hände nach hinten neben den Hals (Bild 28) und schieben dann die Hände nach vorne, bis sie wieder einen Kreis bilden, wobei Sie das Gewicht wieder auf das linke Bein verlagern. (Bild 29)

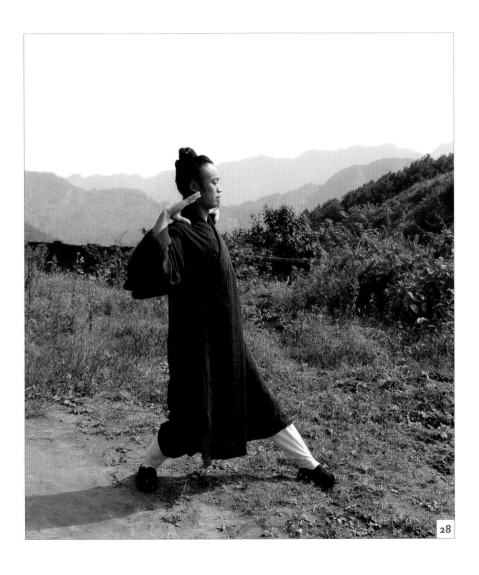

28

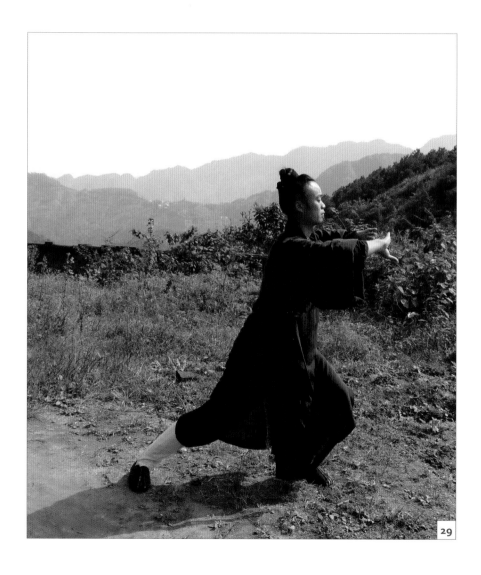

Während Sie die Arme gerundet vor dem Körper halten, die Handflächen nach vorne, die Fingerspitzen zueinander, drehen Sie sich nach vorne, (Bild 30) nehmen das Gewicht auf den linken Fuß, drehen nach rechts und machen einen Vorwärtsschritt. (Bild 31)

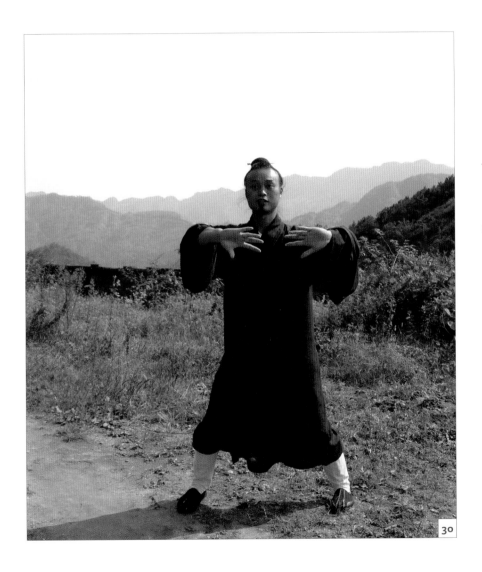

30

Von hier ab wiederholen Sie die Übung wie oben nach links beschrieben.
Hinweis: Machen Sie die Drehung weich und fließend. Konzentrieren Sie sich
auf Ihre senkrechte Mittelachse und drehen Sie sich um diese. Vermeiden Sie zu
schwanken. Nicht nach vorne neigen, nicht nach hinten lehnen.

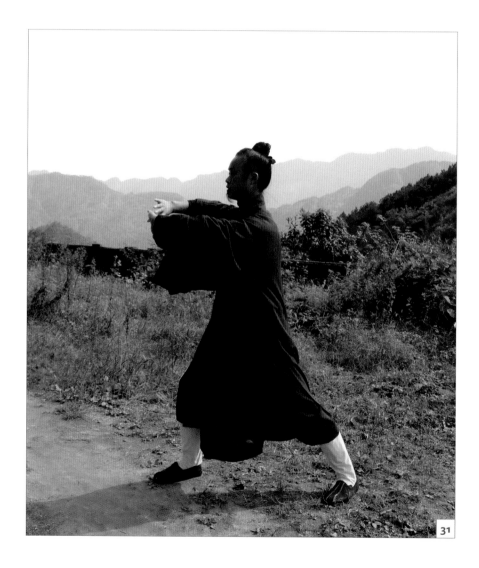

3. Teil

Sie bewegen wieder die »Sieben Sterne« und anschließend drehen Sie sich nach vorne. (Bild 32)

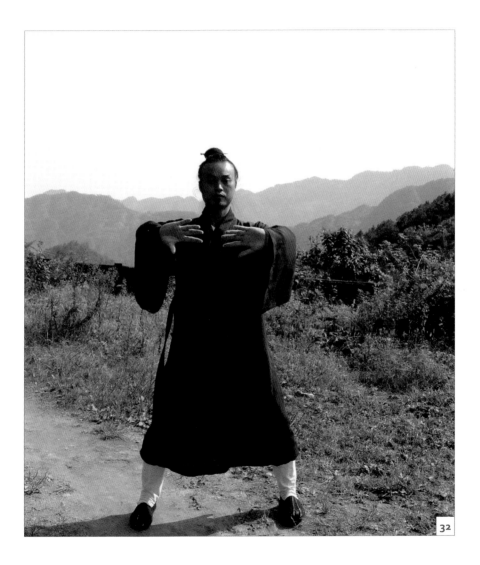

32

Nun stellen Sie die Füße parallel und praktizieren wieder das Heranziehen und Schieben, diesmal natürlich ohne Gewichtsverlagerung, aber mit einem leichten Zusammenziehen und Strecken im Körper. Wenn die Hände in Richtung Gesicht bewegt werden, gehen Sie etwas in die Hocke und lassen den Brustkorb leicht einsinken. Mit dem Schieben der Hände nach vorne richten Sie sich wieder auf. (Bild 33 und 34)

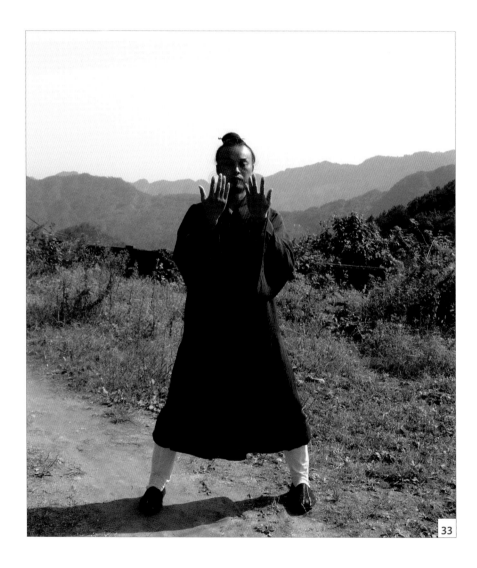

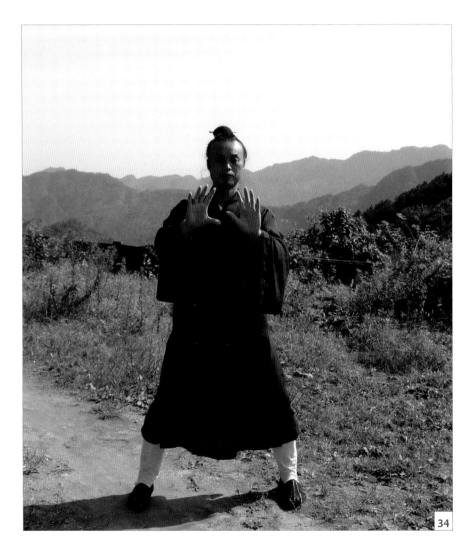

34

Zurückkehren zum Ursprung

Heben Sie die Arme nach vorne bis in Schulterhöhe.
Die Sieben Sterne bewegen:
Sie drehen mit entspannten Armen die Handflächen nach oben, (Bild 35) kreisen
nach außen und nach hinten. (Bild 36 und 37)

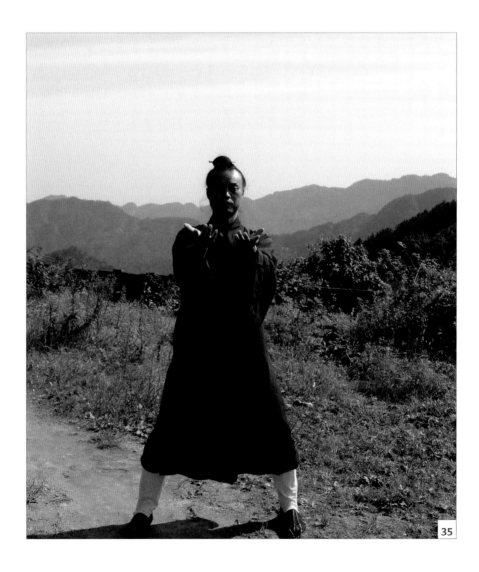

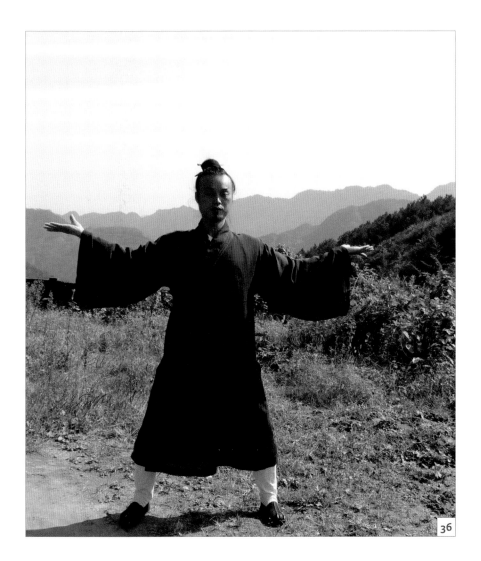

36

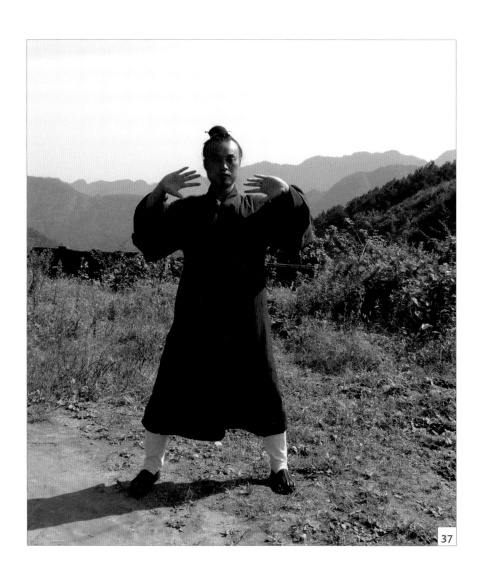

Vom Nacken am Hals vorbei die Hände vorschieben, Handflächen nach vorne, Fingerspitzen zueinander. Mittelfinger in Höhe der Brustbeinmitte. (Bild 38)

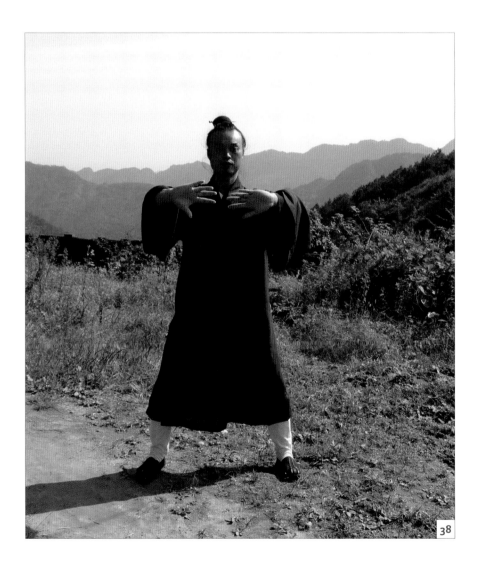

Nun beschreiben Sie mit beiden Händen einen vertikalen Kreis vom Brustkorb (Bild 39) bis zum Unterbauch, sodass die Handflächen nach oben weisen.

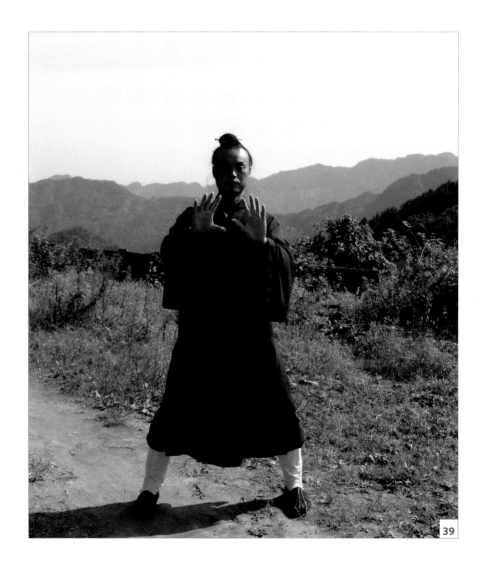

Ziehen Sie dann die Ellbogen nach hinten, bis die Hände an der Taille liegen.
(Bild 40)

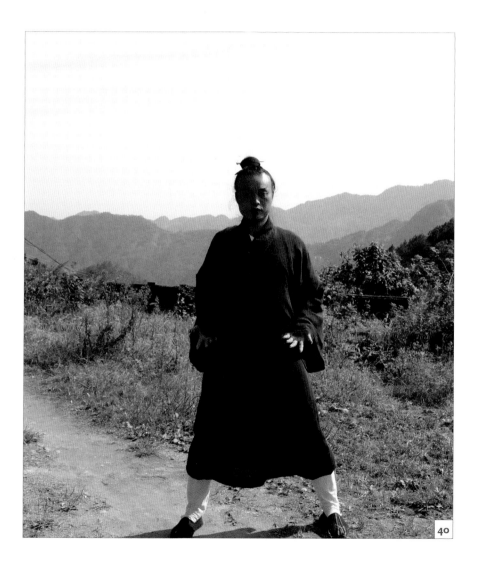

Drehen Sie nun die Hände nach hinten, die Handflächen zeigen nach oben, und strecken Sie die Arme. Dabei sollten Sie den Oberkörper weit nach vorne beugen. (Bild 41)

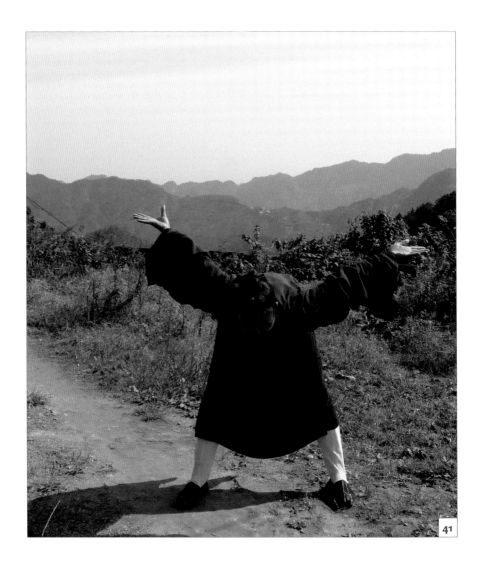

Beschreiben Sie mit den Armen einen weiten Kreis nach außen und nach vorne. Richten Sie den Oberkörper dabei wieder auf. (Bild 42)

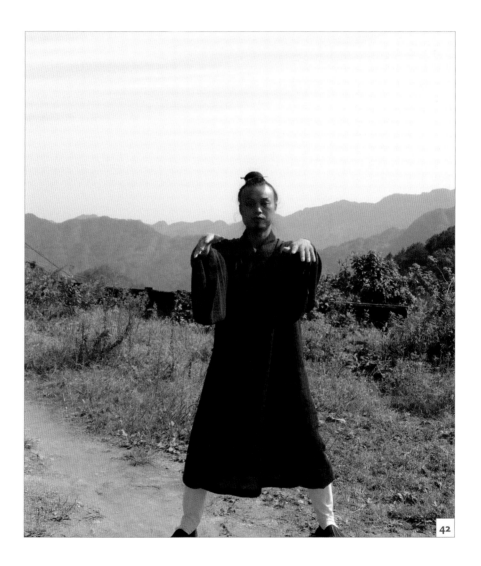

Lassen Sie nun die Hände auf Hüfthöhe sinken. (Bild 43)

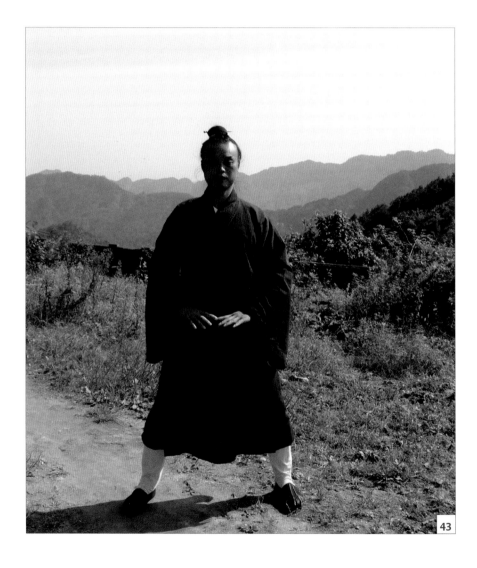

43

Bewegen Sie die Hände noch einmal ausdehnend nach außen (Bild 44)
und drücken Sie dann die Hände Richtung Unterbauch. (Bild 45)

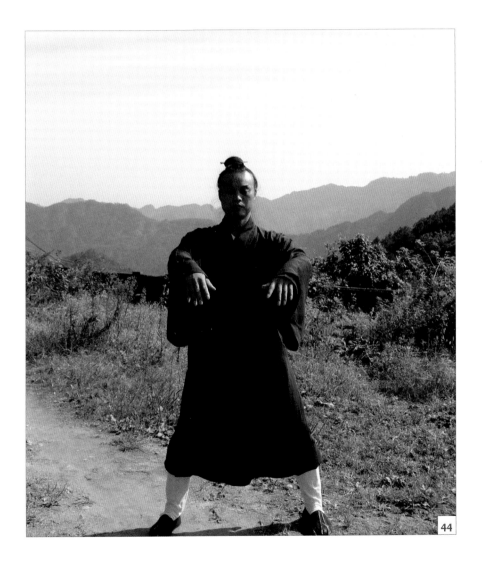

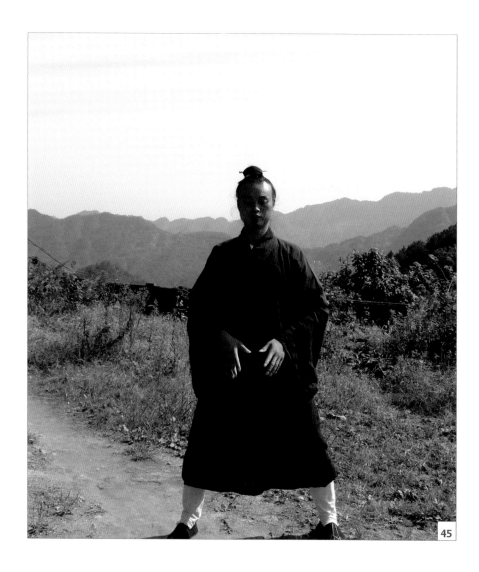

Halten Sie die Hände mit leichtem Abstand vor dem Körper, Daumen und Zeigefinger bilden ein Dreieck. Verweilen Sie in dieser Position für eine Weile. (Bild 46)
Lassen Sie die Hände wieder sinken.

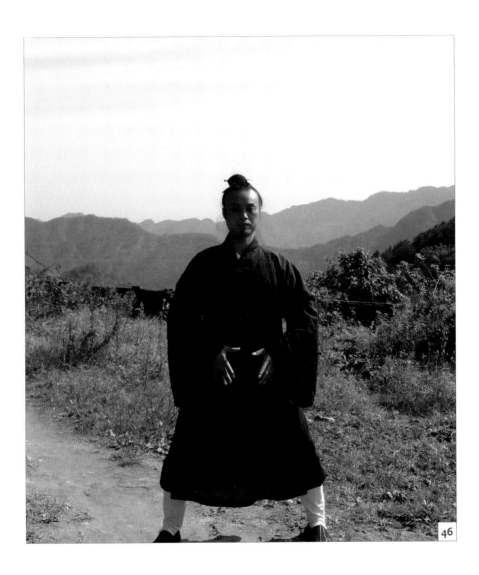

Hinweis: Auch im letzten Teil der Übung, wenn Sie ruhig stehen und die Hände vor dem Unterbauch halten, kann es zu spontanen Bewegungen kommen.

Atmung: Zunächst atmen Sie bitte ganz natürlich. Passen Sie den Atemrhythmus an die Bewegungen an, wo ausdrücklich darauf hingewiesen wird. Wenn nötig, fügen Sie eine Zwischenatmung ein. Wo kein Atemrhythmus vorgegeben ist, atmen Sie gleichmäßig und ruhig. Ein- und Ausatmen erfolgen durch die Nase. Der Mund bleibt leicht geschlossen, die Zungenspitze liegt entspannt hinter den oberen Schneidezähnen.

Seiner Natur folgen – zurückkehren zum Ursprung

2. Ebene

Wenn Sie nun hier weiter lesen, gehe ich davon aus, dass Sie die Übung schon einigermaßen beherrschen und nun verfeinern wollen. Deshalb brauchen wir hier auch keine Abbildungen mehr. Am besten lesen Sie die einzelnen Abschnitte nach und nach und versuchen sofort, das Gesagte in Ihre Bewegung zu übertragen. Gehen Sie Schritt für Schritt durch die Übung. Versuchen Sie nicht, gleich alles zu verstehen. Es braucht seine Zeit.

In diesem Teil der Beschreibung beobachten wir vorwiegend die Gelenke. Durch deren Öffnen und Schließen entstehen die Bewegungen. Der Geist richtet sich nicht auf den Endpunkt einer Bewegung, er betrachtet und verfolgt ihren Weg durch die Glieder.

Nun muss ich zuvor etwas zu den Begriffen »Öffnen« und »Schließen« sagen. Zunächst einmal sollen im Qigong die Gelenke generell offen sein. Ich nutze gerne den Vergleich mit einer Tür. Es gibt einen Zustand, in dem die Tür geschlossen ist. Sie lässt sich nicht bewegen. Um sie zu öffnen, muss zumindest ein Türgriff bewegt werden. Wenn der Riegel des Türschlosses nicht einschnappt, ist die Tür offen und beweglich. Sie kann unterschiedlich weit geöffnet oder geschlossen werden. Das soll der Zustand aller Gelenke im Körper sein. Kein Gelenk ist geschlossen. Alle sind sofort beweglich.

Sie sollten zunächst einzelne Bewegungen nach meiner Beschreibung ausprobieren. Um zu lernen, können Sie nicht immer die gesamte Übung absolvieren. Eine Armdrehung, eine Gewichtsverlagerung, mehrmals intensiv praktiziert, bis sie weich und geschmeidig werden, auch das ist Qigong. Was ich im Folgenden versuche zu beschreiben, entspricht den Erfahrungen meiner Intensiv-Stunden. Dort widmen wir uns jenen Details, die in den normalen, wöchentlichen Kursstunden nicht bearbeitet werden können. Einen Bewegungsablauf in Worte zu fassen, ist nicht leicht. Noch schwerer ist es, die Beschreibung nachzuvollziehen. Deshalb habe ich großen Respekt vor Ihren Bemühungen und werde mein Bestes tun, um es Ihnen so leicht wie möglich zu machen.

Für gewöhnlich orientiert sich die Beschreibung einer Bewegung an dem äußersten Resultat einer ganzen Bewegungskette. So bin ich auch im ersten Teil verfahren. Das führt natürlich auch zu sehr äußerlichen Bewegungen und einem nach außen gerichteten Bewusstsein. Nun ist Qigong keine Fitness-Gymnastik, es ist eine sehr sensible Arbeit mit der Lebensenergie, die Aufmerksamkeit richtet sich mehr und mehr nach innen. Qigong ist eine Meditation.

Yin und Yang trennen

Sie stehen mit den Füßen nebeneinander, aufrecht und entspannt, dabei atmen Sie ruhig und gleichmäßig. Stellen Sie sich vor, wie eine Marionette an einem Faden zu hängen. Der Faden zieht Sie nach oben, das Körpergewicht nach unten. Dadurch wird der Nacken leicht gestreckt. Das Steißbein soll hängen, als würde es von einem Gewicht gezogen.

Lassen Sie die Spannung in der Muskulatur abschmelzen wie das Wachs einer Kerze. Beginnen Sie bei der Kopfhaut und gehen Sie in Gedanken langsam nach unten: Lösen Sie die Spannung im Gesicht, im Nacken, in den Schultern.

Entspannen Sie langsam die Rückenmuskulatur, lassen Sie das Brustbein leicht hängen, lockern Sie die Buchmuskeln.

Wenn Sie sich ganz gelöst und bereit für die Übung fühlen, verlagern Sie beim nächsten Ausatmen das Gewicht auf die rechte Seite und sinken etwas in die Knie. Öffnen Sie die Hüften und lassen Sie den linken Oberschenkel entspannt zur Seite rollen. Dabei hebt die linke Ferse etwas vom Boden ab, der Zehenballen hält noch Kontakt.

Lösen Sie den linken Fuß ganz vom Boden und stellen Sie ihn etwas mehr als schulterweit aus.

Verlagern Sie das Gewicht auf beide Füße. Atmen Sie weiterhin ruhig und gleichmäßig.

Himmel und Mensch sind eins

1. Teil
Sie stehen entspannt, atmen ruhig und gleichmäßig, die Arme hängen locker zur Seite, die Handflächen zeigen zum Körper.

Einatmen: Entwickeln Sie das Gefühl, der Raum zwischen Ihren Armen und dem Rumpf dehne sich aus. Die Arme werden gehoben, die Schultern bleiben entspannt. Spüren Sie den Raum, die Luft als leichten Widerstand.

Ausatmen: Sinken Sie etwas in die Hüften und Knie, als wollten Sie zu einem Sprung nach vorne ansetzen. Lassen Sie die Schultern sinken, die Ellbogen und die Handgelenke; langsam nacheinander in dieser Reihenfolge. Zuletzt sinken die Handgelenke, dadurch kommen die Handflächen, die erst nach unten weisen, nach außen; nicht, indem Sie die Fingerspitzen nach oben heben. Dann strecken Sie die Arme wieder.

Einatmen: Wenn die Streckung der Arme ihr natürliches Ende gefunden hat und Sie den Druck aufrecht halten, geht die Bewegung in einen Kreisbogen über, bis die Fingerspitzen über dem Kopf zueinander kommen. Die Handflächen zeigen nach oben, der ganze Körper wird gedehnt.

Ausatmen: Drehen Sie die Handflächen nach unten, lösen die Streckung wieder auf und entspannen. Nun sinken die Arme nach unten. Beginnen Sie mit den Schultern, nicht mit den Händen. Lassen Sie die Oberarme sinken, bis sich die Ellbogen seitlich in Höhe der Brustmitte befinden. Nun folgen die Unterarme, bis diese und die Hände mit zueinander weisenden Fingerspitzen eine durchgehende Horizontale bilden. Die Handflächen weisen nach unten.
In dieser Position ruhig verweilend *einatmen.*

Ausatmen: Dabei sinken die Unterarme, das Ellbogengelenk ist frei. So kommen die Hände nach unten bis zum Unterbauch. Die Handflächen sind nach unten gewandt, die Handgelenke leicht durchgedrückt, aber ohne Anspannung. Nehmen Sie die Schultern zurück, ohne sie anzuspannen. Dabei werden auch die Ellbogen nach hinten bewegt. Ziehen Sie diese noch etwas weiter nach hinten, bis sich die Hände neben dem Beckenkamm befinden. Entspannen Sie die Arme und lassen Sie sie zur Seite sinken, zum Schluss drehen Sie die Handflächen zu den Beinen hin.

2. Teil
Mit gelösten Schultern werden die Arme gerundet, als würde sich zwischen Rumpf und Armen ein Ballon ausdehnen. Die Ellbogen zeigen nach außen zur Seite. Halten Sie die Mittelfinger etwas nach innen zum Hüftgelenkknochen hin.
Sie sollten nicht das Gefühl haben, die Arme anzuheben. Schultern, Rückenmuskeln, Hüften, alles ist entspannt, geöffnet und gelöst.
Atmen Sie ruhig und gleichmäßig. Stehen Sie in dieser Position für eine Weile. Dabei richten Sie sich nach Ihrem eigenen Empfinden. Wenn Sie das Gefühl haben, lange genug gestanden zu haben, lassen Sie die Arme wieder sinken und beginnen die Übung von vorne.
Richten Sie Ihre Aufmerksamkeit auf die Atmung, nicht auf die Arme. Mit leicht geschlossenen Augen beobachten Sie den Atem, wie er in Ihren Körper einströmt und wieder hinaus fließt. Lassen Sie den Atem ganz natürlich kommen und gehen, ohne zu kontrollieren, aktiv zu verändern oder zu führen.
Sollten die Schultern zu schmerzen beginnen, versuchen Sie zuerst, ob Sie sie lockern können und der Schmerz wieder nachlässt. Aber bleiben Sie nicht verbissen stehen.

Nach einiger Zeit der Übung sollten Sie in dieser Position ohne Mühe drei bis fünf Minuten stehen können.

Wiederholen Sie die Übung drei Mal.

Nach dem dritten Mal werden die Arme bis in Schulterhöhe nach vorne gehoben.

Hinweis: Was meine ich mit gelösten Schultern? Wenn Sie ruhig und aufrecht stehen, die Arme hängen lassen, sollten Sie die Schultern von aller Last lösen können. Sie müssen die Arme nicht halten, denn Sie sind ohnedies fest in Ihren Schultern verankert. Die Muskeln, die für das Anheben des Armes zuständig sind, aber auch die Nackenmuskeln, können vollends entspannen. Nun stellen Sie sich vor, wie das frei hängende Schultergelenk sich zur Seite hin ausdehnt, als würde sich der Raum zwischen dem Kopf des Oberarmknochens (Humerus) und der Schulterpfanne vergrößern.

Qi absorbieren und im Körper verteilen

Die Sieben Sterne bewegen

Die Arme sind nach vorne gehoben. Setzen Sie die Bewegung in den Schultergelenken fort, welche sich sanft öffnen und nach außen »rollen«. Die Ellbogen bewegen sich dabei nach unten, wobei auch die Unterarme die Rollbewegung übernehmen und die Handflächen nach oben weisen. Öffnen Sie die Arme vom Brustkorb her, sodass sie in einem weiten, horizontalen Kreisbogen nach außen gelangen.

Damit meine ich, nicht die Hände nach außen zu bewegen, sondern vom Brustbein beginnend den Brustkorb zu weiten. Sie können das mit einem langsamen aber tiefen Atemzug unterstützen. Um zu weiten, atmen Sie in Ihre Flanken, nicht nach unten und nicht nach vorne. Lassen Sie die Arme, wie auf einem Wasser treibend, zu den Seiten »schwimmen«. Die Schultern bewegen sich nach außen.

Die Kreisbewegung fortsetzend drehen Sie die Unterarme, die Handflächen zeigen nach oben, als würden Sie in jeder Hand eine Schale halten und lassen die Hände nach hinten zum Nacken gelangen. Die Schultern bleiben dabei gelöst, werden nicht gehoben, eher gesenkt.

Vom Nacken gleiten die Hände, mit den Handflächen nach vorne, am Hals vorbei, bis die Arme einen Kreis bilden. Hände und Arme folgen dabei der Schwerkraft. Die Hände werden etwas niedriger als die Schultern gehalten. Die Fingerspitzen stehen zueinander, aber die Ellbogen sollen leicht hängen und nicht hochgehalten werden.

Da diese Bewegung jeweils vor dem Übergang in eine andere Grundposition gemacht wird, sollten Sie das »Bewegen der Sieben Sterne« üben, bis es weich und fließend wird.

1. Teil

Sie verlagern Ihr Gewicht ganz auf den rechten Fuß, sinken ins Hüftgelenk und drehen sich nach links. Strecken Sie das linke Bein zu einem Schritt, setzen Sie erst die Ferse auf und rollen auf die Fußsohle, während Sie Ihr Gewicht nach vorne verlagern. Die Arme bilden noch immer einen Kreis vor der Brust, die Hände zeigen mit den Handflächen nach außen.

Nun lassen Sie Schultern und Ellbogen sinken, drehen dabei auf ganz natürliche Weise die Unterarme und formen mit den Händen einen Kreis, als würden Sie um einen Ball herum fahren, dabei vergrößert sich der Winkel in der Ellenbeuge. Zum Ende der Bewegung zeigen die Handflächen zum Gesicht. Die Fingerspitzen sind ungefähr auf Schulterhöhe.

Einatmen: Verlagern Sie das Gewicht auf das hintere, das rechte Bein, als wollten Sie sich setzen und bewegen Sie die Hände auf das Gesicht zu, indem Sie die Ellbogen etwas sinken lassen. Das linke Bein ist zum Ende der Bewegung gestreckt, ohne Belastung, die Ferse bleibt auf dem Boden, die Fußsohle kommt auf natürliche Weise hoch.

Hinweis: Diese Bewegung, zurückverlagern auf das hintere Bein, als würde man sich setzen, bereitet vielen Menschen zunächst größere Schwierigkeiten. Das liegt an einer falschen Steuerung der Gewichtsverlagerung. Entweder bewegen sie nur den oberen Bereich des Rumpfes zurück, daraus entsteht ein Lehnen nach hinten, oder sie bewegen den unteren Teil des Rumpfes zurück, dann beugt sich der Oberkörper vor. In beiden Fällen kann das vordere, gestreckte Bein *nicht* frei gehoben werden. Konzentrieren Sie sich auf die gesamte Wirbelsäule in ihrer vollen Länge. Bewegen Sie die senkrechte Wirbelsäule als Ganzes zurück. Dabei sinken Sie mit dem Gewicht etwas auf das hintere Bein. Dieses Sinken entsteht durch das Lösen der Hüften, das Öffnen in der Leiste. Richtig machen Sie die Bewegung, wenn nun ganz natürlich eine leichte Drehung zur offenen Seite, also in diesem Falle nach rechts, entsteht. Das Brustbein sinkt leicht ein und nach unten, das Schambein wird etwas gehoben. Letzteres geschieht durch die richtige Verlagerung auf das hintere Bein. Der Rücken soll sich jedoch nicht runden, sondern aufrecht und gerade bleiben.

Ausatmen: Wenden Sie dann den Rumpf wieder nach vorne. Gleichzeitig drehen Sie die Unterarme, sodass die Handflächen nach vorne weisen, und schieben die Hände einige Zentimeter vor, während Sie das Gewicht wieder weich sinkend auf das linke Bein verlagern, ohne sich hinten abzudrücken, dabei den Körper leicht strecken. Auch in der Vorwärtsbewegung bleibt die Wirbelsäule gerade. Streben Sie nicht mit dem Brustkorb vor. Wieder erfolgt die Gewichtsverlagerung, indem Sie in der Leiste öffnen. Lassen Sie schon durch die Drehung des Rumpfes nach vorne die linke Leiste leicht einsinken.

Nun formen Sie mit den Händen einen Kreis, als würden Sie um einen Ball herum fahren, sodass zum Ende der Bewegung die Handflächen zum Gesicht zeigen.

Dabei kann man eine Atempause einlegen oder einmal ein- und wieder ausatmen. Wichtig ist nur, dass bei der Rückwärtsbewegung mit Heranziehen der Hände eingeatmet und bei der Vorwärtsbewegung mit stoßenden Händen ausgeatmet wird. Das leichte Zusammenziehen während des Einatmens und das Strecken während des Ausatmens erfolgt zur Mitte hin bzw. von der Mitte aus. So wie eine Katze sich vor dem Sprung zusammenzieht und im Sprung streckt.

Diese Bewegung drei Mal oder öfter ausführen, dann ausatmend mit den Händen vor dem Körper nach unten drücken bis zum Unterbauch, während Sie das Gewicht auf das linke Bein verlagern. Nach unten drücken geschieht ohne Kraft, ist aber deutlicher, als die Arme nur sinken zu lassen. Sie müssen den Raum spüren, durch den sich die Hände bewegen.

Danach lassen Sie die Arme nach vorne bis in Schulterhöhe aufsteigen, formen wieder mit den Händen einen Kreis um den Ball. Wiederholen Sie die ganze Übung insgesamt drei Mal.

Zum Verständnis: Drei Mal heranziehen und wegstoßen. Nach dem vierten Mal heranziehen mit den Händen nach unten drücken.
Diesen Vorgang drei Mal wiederholen.

2. Teil

Nachdem Sie den ganzen Bewegungsablauf drei Mal absolviert haben, heben sie die Arme und bewegen Sie wieder die »Sieben Sterne« (ausführliche Beschreibung siehe oben):

Drehen Sie die Arme, indem Sie in den Schultern nach außen rollen, und bringen Sie die Handflächen nach oben. Nun kreisen Sie mit den Händen in Schulterhöhe von vorne nach außen, wobei Sie das Gewicht nach hinten auf das rechte Bein verlagern, führen die Hände nach innen neben den Hals und gleiten dann mit den Handflächen nach vorne, wobei Sie das Gewicht wieder auf das linke Bein legen.

Mit dem Gewicht auf dem linken Fuß drehen Sie sich nach vorne in die Ausgangs-position. Dazu nehmen Sie das Gewicht etwas vom linken Fuß, den Sie auf der Fer-se drehen. Nehmen Sie den rechten Fuß heran, drehen Sie sich nach rechts und machen Sie mit dem rechten Fuß einen Schritt vor.

Von hier ab wiederholen Sie die Übung wie oben nach links beschrieben.

3. Teil

Sie bewegen wieder die »Sieben Sterne« und anschließend drehen Sie sich nach vorne. Nun stellen Sie die Füße parallel und praktizieren wieder das Heranziehen und Schieben, jetzt ohne Gewichtsverlagerung. Beim Heranziehen der Hände sin-ken Sie etwas mit den Hüften und lassen auch den Brustkorb etwas sinken – Bauch-muskeln entspannen – ohne jedoch den Rücken rund zu machen. Die Wirbelsäule bleibt gerade und aufrecht. Beim Ausatmen und der Vorwärtsbewegung der Arme wieder leicht aufrichten.

Zurückkehren zum Ursprung

Heben Sie die Arme nach vorne bis in Schulterhöhe. Die Sieben Sterne bewegen, wie oben beschrieben.

Nun formen Sie mit beiden Händen einen vertikalen, leeren Kreis vom Brustkorb bis zum Unterbauch, sodass zum Ende der Bewegung die Handflächen nach oben weisen. Ziehen Sie dann die Ellbogen nach hinten, bis die Hände an der Taille liegen. Drehen Sie die Hände, Fingerspitzen nach hinten, die Handflächen weisen weiterhin nach oben, und strecken Sie die Arme. Dabei wird der Oberkörper nach vorne ge-beugt. Beschreiben Sie mit den Armen einen weiten Kreis nach außen und nach vorn. Richten Sie den Oberkörper dabei wieder auf. Während die Arme kreisen, zeigen die Handflächen so lange wie möglich nach oben, werden erst zum Ende nach unten ge-dreht. Lassen Sie die Hände sinken bis in Hüfthöhe. Nun dehnen Sie sich aus, bewe-gen dabei die Hände noch einmal nach außen, jedoch ohne sie anzuheben und dann drücken Sie die Hände Richtung Unterbauch. Halten Sie die Hände mit leichtem Ab-stand vor dem Körper. Die Daumen und Zeigefinger bilden ein Dreieck, die Punkte *Laogong* in der Handtellermitte und der Punkt *Meer des Qi* unterhalb des Bauchna-bels bilden ebenfalls ein Dreieck. Verweilen Sie in dieser Position für eine Weile. Dann lassen Sie die Hände wieder sinken.

Damit ist die Übung beendet.

Atmung:

Wenn Sie die Bewegungen mit normaler Atmung leicht ausüben können, gehen Sie zur Schildkrötenatmung über. Diese machen wir bei der Übung nur im Teil »Qi sammeln und im Körper verteilen« und nur dort, wo Ein- bzw. Ausatmen angegeben ist.

Bei dieser Technik wird der Atem nach hinten in den Rücken, zur Wirbelsäule, gelenkt. Wenn Sie einatmen, verlagern Sie das Gewicht auf das hintere Bein und ziehen die Arme etwas zum Körper heran. Dabei stellen Sie sich vor, wie der Atem nach hinten in den Rücken gezogen wird, wie in einen Schildkrötenpanzer. Dabei wird der Kopf, beziehungsweise das Kinn, ganz leicht nach vorne geschoben. Sie sollen den Atem und das Qi dann verstärkt in der Region Mingmen verspüren.

Beim Ausatmen, wenn das Gewicht auf das vordere Bein gelangt und der Körper sich aufrichtet, wird der Nacken gestreckt, das Kinn wieder heran genommen. Sie spüren das Qi zum Punkt Baihui aufsteigen.

Die Schildkrötenatmung wird ruhig und gleichmäßig ausgeübt, ohne zu schnaufen oder zu stöhnen. Achten Sie darauf, in der Bewegung entspannt und gelöst zu bleiben. Alles ist ganz natürlich. Wenn Sie das Gefühl haben, sich bei der Atmung zu verkrampfen und die Bewegungen nicht mehr leicht und weich sind, dann lernen Sie die Atmung unabhängig vom gesamten Übungsablauf, zunächst im einfachen, schulterweiten Stand mit Sinken und Strecken des Rumpfes. Wenn Sie damit vertraut sind, üben Sie mit Gewichtverlagerung. Es kann mitunter einen längeren Zeitraum beanspruchen, Atmung und Bewegung zusammenzuführen. Ein halbes Jahr ist durchaus normal.

Seiner Natur folgen – zurückkehren zum Ursprung

3. Ebene

Werden Ihre Bewegungsabläufe weich, fließend und harmonisch, beginnt das Qi zu wirken. Nun wandelt sich die Übung zu Qigong, Arbeit mit dem Qi. Wir hören immer wieder, Qigong wäre gut für die Entspannung. Tatsächlich ist aber Entspannung die Voraussetzung für richtiges Qigong. Das heißt, ohne gelöste Gelenke, entspannte Muskulatur und einen ruhigen Geist kann das Qi nicht frei fließen. Deshalb wirken die unterschiedlichen Methoden, die eine körperliche und geistige Ruhe fördern, so angenehm auf den Menschen. Das Qi fließt frei und ungehindert durch den gesamten Organismus, nährt und reinigt ihn. Das ist sehr wohltuend und der Gesundheit zuträglich. Bisher hörte das abendländische Bewusstsein über die Zusammenhänge des Lebens an diesem Punkt auf. Seit einigen Jahren weitet es sich aber, dank des Austausches der Kulturen, darüber hinaus aus und lernt nun das Wirken der Lebenskraft, wie sie in China über drei Jahrtausende erforscht wurde.

Wenn also Ihre Bewegungen aus der Entspannung heraus geschehen, können Sie dazu übergehen, sich auf das Qi zu konzentrieren. Solange Sie mit den Abläufen nicht zuverlässig sicher sind, sollten Sie auch nicht mit den Qi-Übungen beginnen. Wird der Geist gestört von Gedanken, die sich mit dem Körper oder sogar der Außenwelt beschäftigen, entstehen unruhige, ungewollte Bewegungen. Der Geist soll ganz ruhig und gelassen sein. Er darf sich auch nicht von inneren Erscheinungen, Gedanken, Gefühlen, Fantasien irritieren lassen. Der Geist konzentriert sich voll und ganz auf die lebendige Energie.

Qi verschmilzt mit dem Geist, der Körper verschmilzt mit dem Qi. Sie wissen nicht, ob Sie einen Körper haben, ob er schwebt oder nur Geist ist. Das ist der Zustand »Zurückkehren zum Ursprung«.

Qi durchströmt Ihren Körper und umgibt Ihn. Ohne Qi gibt es kein Leben. Die Umgebung ist voll davon, vor allem in der Atemluft finden wir ständig frisches Qi für unseren Körper. Im Freien, in der Umgebung von Bäumen, finden wir sehr reichhaltiges Qi, weshalb es besonders wirkungsvoll ist, an einem solchen Platz zu praktizieren. Dementsprechend ist es auch besser, bei offenem Fenster die Übung zu machen. Doch ist es immer noch besser, bei geschlossenem Fenster zu praktizieren, als überhaupt keine Übungen zu machen.

Yin und Yang trennen

Stellen Sie sich aufrecht hin, beide Füße beieinander. Entspannen Sie den Körper, lösen Sie die Muskulatur und öffnen Sie die Gelenke. Fühlen Sie das Gewicht des Körpers auf beiden Füßen. Richten Sie Ihre Aufmerksamkeit auf die Fußsohlen. In deren Mitte, am Übergang von den Zehenballen zum Mittelfuß, liegt der Punkt Yongquan *sprudelnde Quelle*. Es ist der erste Punkt auf dem Nierengefäß und der einzige auf der Fußsohle. Er verbindet uns direkt mit dem aufsteigenden Qi der Erde. Daher stärkt er das Yin im Körper, denn das Qi der Erde ist von Yin-Qualität. Es klärt und beruhigt den Geist, stabilisiert das Bewusstsein.

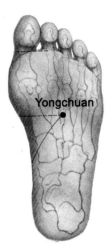

Das Nierengefäß verläuft an der Innenseite der Beine nach oben zum Perineum, von wo ein Ast zur Lendenwirbelsäule abzweigt. Der Hauptverlauf steigt an der Vorderseite des Rumpfes weiter auf bis unter das Schlüsselbein. Stehen wir mit den Füßen zusammen, verbinden sich die Nierengefäße des rechten und des linken Beines.

Wir öffnen in den Leisten und stellen den linken Fuß aus. Damit werden Yin und Yang, links und rechts, voneinander getrennt.

Himmel und Mensch werden eins

Nachdem wir den linken Fuß etwa schulterweit ausgestellt haben, legen wir wieder die Aufmerksamkeit auf die Fußsohlen und die beiden Punkte Yongquan, spüren das Qi aus der Erde aufsteigen.

Dann richten wir die Aufmerksamkeit auf den Punkt Baihui *hundertfaches Zusammentreffen*, der auf dem höchsten Punkt des Kopfes liegt. Der Punkt verbindet uns mit dem Himmel und dem Yang-Qi, welches vom Himmel nach unten sinkt. Er klärt und hebt den Geist, hebt die Stimmung.

Einatmen: Der Raum zwischen Rumpf und Armen füllt sich mit Qi. Die Arme treiben nach außen und in die Höhe, als würden sie von Wasser getragen. Der Punkt Laogong *Palast der Arbeit* in der Handinnenfläche fühlt sich mit der Erde verbunden. Die Hände steigen etwas höher als die Schultern.

Ausatmen: Das Qi im unteren Dantian dehnt sich aus und öffnet den Punkt Mingmen *Lebenstor* auf der Wirbelsäule, gegenüber dem Bauchnabel. Daraus entsteht eine Streckung der Lendenwirbelsäule nach unten hin. Die Hüften geben nach und sinken. Sie merken, wie wichtig es ist, alle Gelenke geöffnet zu halten. Können die Hüften nicht nachgeben, drücken die Lendenwirbel nach oben und die Brustwirbel wölben sich nach hinten. Dann staut sich das Qi im Brustkorb.

Zieht dagegen das Kreuzbein nach unten, kann das Qi über den Punkt Mingmen ungehindert in der Wirbelsäule aufsteigen.

Nun müssen auch die Schultern sinken, damit das Qi über die Nackenwirbel in den Kopf zum Punkt Baihui aufsteigen kann. Ich habe den Punkt schon früher erwähnt, er verbindet uns mit dem Himmel.

Dem Sinken der Schultern folgen die Ellbogen und die Handgelenke. Dann fließt auch Qi aus dem Brustkorb in die Arme und Hände, dort zum Punkt Laogong.

Einatmen: Sind alle Gelenke gelöst und die Muskeln entspannt, dann führt das aufsteigende Qi in den Yin-Gefäßen die Arme nach oben. Die Fingerspitzen treffen sich über dem Kopf, mit den Handflächen nach oben, über dem Punkt Baihui.

Ausatmen: In dem Moment, in dem Sie die Handflächen nach unten wenden, spüren Sie schon, wie der Energiefluss sich umkehrt und wieder nach unten sinkt. Die Schultern, Oberarme und Ellbogen folgen diesem natürlichen Strömen, bis die Unterarme horizontal vor die Brustmitte gelangen. Bis dahin sollte auch das Qi im Körper nach unten geflossen sein, die Füße sind weiterhin fest mit dem Boden verbunden.

Einatmen: Vor der Mitte des Brustkorbes mit den Händen verweilen. Die Handflächen weisen nach unten, die Ellbogen zu den Seiten. Die Fingerspitzen beider Hände stehen zueinander. Rechte und linke Seite sind miteinander verbunden.

Ausatmen: Die Hände sinken weiter nach unten, das Qi wird vom mittleren zum unteren Dantian geführt.

Ruhig und gleichmäßig weiteratmen: Die Schultern leicht, sehr natürlich, weiter sinken lassen. Dadurch gelangen die Ellbogen nach hinten und die Hände zur Seite. Sie folgen dabei dem Verlauf des Gürtelgefäßes, welches das Qi im Unterbauch verteilt und zum Punkt Mingmen *Lebenstor*, gegenüber dem Bauchnabel, führt. Die Wirkung dort wurde schon oben beschrieben.

In der dann einzunehmenden Position wird das Qi in den drei Dantian ruhig entwickelt. Wir haben Himmlisches Qi in Yang-Qualität von oben in den Körper, der selbst von Yin-Qualität ist, aufgenommen und durch die drei Dantian geleitet. Nun stehen wir in Ruhe und lassen das lichte Yang in uns wirken.

Erläuterung: In Höhe der Augenbrauen, der Brustmitte und des Unterbauches befinden sich die drei Dantian. Dantian bedeutet »Feld des Elixiers«. Mit Elixier ist das körpereigene Qi gemeint. Das untere Dantian, mit dem Zentrum drei bis vier Zentimeter unterhalb des Bauchnabels, der Erde nah, ist Sammelpunkt des Qi, welches die Körperfunktionen steuert.

Das obere Dantian steht mit dem Himmel in Verbindung und sammelt das Qi der geistigen Funktionen. Das mittlere Dantian verbindet Himmel und Erde in uns und uns mit dem Weltkreis. Es steuert die emotionalen Funktionen.

Die drei Dantian liegen auf der Hauptbahn des Zentralgefäßes[2], welches den Punkt Huiyin *Treffpunkt des Yin* mit Baihui *Hundertfaches Treffen* verbindet. Huiyin liegt auf dem Damm zwischen Anus und Geschlecht und ist der erste Punkt sowohl des Dienergefäßes, welches vorne auf der Körpermitte emporsteigt, als auch der des Lenkergefäßes, das über die Mitte des Rückens aufsteigt. Es verläuft weiter über den Kopf, auf dessen höchstem Punkt Baihui liegt, und nach vorne über das Gesicht bis zur Oberlippe.

Das Zentralgefäß verläuft inmitten des Körpers, hat aber auch viele Verästelungen und Verbindungen zu anderen Gefäßen. Es nährt und stärkt sowohl das Yin als auch das Yang im Körper, verbindet die vorgeburtliche Energie mit der erworbenen Energie. Das bedeutet einerseits im alltäglichen Leben, dass die zugeführte Energie aus Nahrung und Atmung angereichert wird mit Erb-Qi, um das Wahre Qi zu erzeugen (s. Abb.). Andererseits bleiben über das Zentralgefäß unsere ursprüngliche Natur und die angenommenen Wesenszüge miteinander in Verbindung und können so interagieren.

Wenn Sie nun die Übung in gelöstem Zustand durchführen können, dann heben Sie mit der Beckenbodenmuskulatur den Punkt Huiyin etwas an, ohne sich dabei zu verspannen. Dadurch wird das Qi im Zentralgefäß stimuliert. Die nach innen weisenden Mittelfinger korrespondieren mit dem Punkt Huiyin.

---

2   Die chinesische Bezeichnung Chongmai ist in ihrer vielseitigen Bedeutung sehr schwer zu übersetzen. Einige sprechen vom Durchdringungsgefäß, dem Stoßenden Meridian oder der Breiten Bahn. Das hat alles seine Richtigkeit, kann aber auch zu Missdeutungen führen. Deshalb nenne ich es von seiner Lage und Funktion her das Zentralgefäß. Chongmai gehört zu den acht unpaarigen Gefäßen Ji Jing Ba Mai. Auch hier hat sich eine hübsche Verwechslung eingeschlichen. Das erste Schriftzeichen gibt es sowohl mit der Aussprache Ji als auch Qi und hat dann sehr verschiedene Bedeutungen. Qi bedeutet außergewöhnlich, sonderbar oder auch wunderlich, weshalb die acht Gefäße oft »außerordentliche« oder gar »Wunder-Meridiane« genannt werden. Ji bedeutet ungerade, unpaarig. Die zwölf Hauptgefäße sind paarig, kommen jeweils zweimal, je rechts und links im Körper, vor, die acht anderen aber nur jeweils einmal. So macht unpaarig eher einen Sinn, als sie zu Wundermeridianen zu verklären.

Wir führen das Qi des Himmels von oben nach unten durch die drei Dantian. Wir führen das Qi der Erde über das Zentralgefäß von unten nach oben durch die drei Dantian.

Qi absorbieren und im Körper verteilen

Die Armbewegung »Die Sieben Sterne bewegen« öffnet den Schultergürtel und setzt die Verbindung zwischen dem Rumpf und dem Kopf frei. Die Hände streichen entlang der Himmelsfensterpunkte (Abb.). Diese verlaufen vom Nacken nach vorne zum Schlüsselbein wie eine Perlenkette. Sie klären den Geist, stärken den Bezug zu einer höheren Ebene des Seins, verbinden zwischen Kopf und Rumpf, zwischen Himmel und Erde. In einem berühmten Bild über die Innere Energie, dem Neijing Tu, wird der Hals dargestellt als eine Pagode. Diese Bauwerke sollen den Himmel mit der Erde in Verbindung bringen. Manchmal haben sie auch die Funktion einer geomantischen Akupunkturnadel.

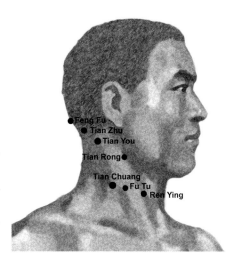

In einem anderen Bild wird der Körper mit einer Lotuspflanze verglichen: Die Beine bilden die Wurzeln, die Wirbelsäule ist der Stängel, der im Wasser nach oben wächst und sich über der Wasseroberfläche fortsetzt, das wäre der Hals, und der Kopf bildet die Blüte, die über dem Wasser herausragt. So will ich damit sagen, die Bewegung »Sieben Sterne« soll den Kopf frei machen. Wenn Sie sich vorstellen, am Punkt Baihui an einem Faden zu hängen, dann wird der Nacken gerade, das Kinn sinkt etwas herab, wird aber nicht herangezogen. Über das Zentralgefäß steigt das Qi durch die drei Dantian nach oben und verbindet sich mit dem Himmel. Ihre Wirbelsäule ist aufrecht und gerade, Sie sollen sich weder neigen noch lehnen.

Nachdem Sie die Sieben Sterne bewegt haben, drehen Sie sich nach links um die senkrechte Mittelachse. Machen Sie einen Schritt und verlagern Sie das Gewicht nach vorne. Bleiben Sie bitte aufgerichtet, lassen Sie die Gelenke offen, die Muskeln gelöst. Die Arme bilden noch einen Kreis, die Handflächen nach vorne.

Nun lassen Sie die Schultern und die Ellbogen sinken, drehen in den Unterarmen und öffnen sich für das äußere Qi. Hände, Arme und der ganze Körper sind aufnahmebereit, empfangend.

Während Sie *einatmen* und das Gewicht auf das hintere Bein verlagern, stellen Sie sich vor, wie frisches Qi in Ihren Körper einströmt. Die Gewichtsverlagerung ist sinkend, geht nach unten. Auch die Ellbogen sinken, dadurch kommen die Hände etwas näher an das Gesicht. Die Hände werden aber nicht herangezogen. Der ganze Prozess des Sinkens lässt einen leichten Sog entstehen, in den das äußere Qi hinein fließt wie Wasser in einen Abfluss. Versuchen Sie nicht zu ziehen oder zu saugen. Unterlassen Sie jegliche Aktivität, seien Sie ruhig und aufnahmebereit. Qi ist äußerst feinstofflich, keinesfalls zerren und ziehen, denn mit Qi muss man sehr zart umgehen.

Deshalb ist es ein passiver Vorgang. Sie sinken, der Körper faltet sich zusammen, wie ein Blasebalg. Er nimmt weniger Raum ein, macht Platz für Qi, welches nun einströmt.

Richten Sie Ihre Konzentration auf die Mittelfinger, die dabei etwas fester werden als die übrigen Finger. Die Mittelfinger stehen in Verbindung zum südlichen Himmel.

Auf alten chinesischen Karten ist der Süden oben und der Norden unten. In der Übertragung des Kosmos auf den Menschen ist so der Süden im oberen Brustbereich angesiedelt, der Norden im Unterbauch. Qi fließt über den Mittelfinger zum Mittleren Dantian im Brustraum. Von dort fließt es nach unten in das Untere Dantian. Auf diese Weise kommt frisches Qi in den Körper.

Am Mittelfinger endet das Herzumhüllende Gefäß. Seine Energie bietet dem Herzen Schutz, damit dieses seinen Aufgaben nachkommen kann. Es wird in den alten Schriften verglichen mit einem Minister, der dem Kaiser dient, die Probleme von ihm fernhält und seine Anordnungen nach außen verkündet. Das einströmende Qi fließt so zunächst um das Herz und verteilt sich dann mit dem Blut im ganzen Körper.

Ausatmen: Mit der Drehung der Handflächen nach vorne ändert sich die Fließrichtung. Nun strömt verbrauchtes Qi aus dem Körper hinaus. Während sich das Gewicht auf das vordere Bein verlagert, treiben die Hände etwas vor, unterstützen den Strom des verbrauchten Qi, welches den Körper verlässt. Konzentrieren Sie sich dabei auf die beiden Laogong Punkte auf den Handflächen. Die Hände sind nach vorne gewandt. In entspannter Haltung neigt man dazu, die Handflächen etwas nach innen, einander zugewandt, zu halten. Sie zeigen jedoch deutlich nach vorne, als würde man etwas schieben. Es soll dabei aber *nicht* die Vorstellung entstehen, mit den Händen nach vorne zu drücken. So wie der Atem ausströmt, fließt verbrauchtes Qi aus den Händen und die Hände treiben nach vorne. In der Auswärtsbewegung erlebt der Körper eine leichte Streckung von innen heraus. Atmung und Bewegung sind eins, sie erfolgen ganz natürlich. Der Wechsel zwischen Ein- und Ausatmen, zwischen Zurücksinken und Vorstreben ist rund und weich. Der ganze Ablauf ist weich, passiv und unmerklich.

Der Punkt Laogong in der Handtellermitte ist ebenfalls Teil des Herzumhüllenden Gefäßes und sehr wirksam. Hier kann deutlich Qi austreten, auch Heiler benutzen diesen Punkt beim Auflegen der Hände. Wir lassen hier das verbrauchte Qi den Körper verlassen. Bleibt verbrauchtes Qi im Körper, so kann es sich leicht in totes, schädigendes Qi wandeln. Zunächst einmal ist dieser Prozess eine Form der energetischen Hygiene. Die Gesundheit wird verbessert, der Geist geklärt und die natürlichen Anlagen können sich frei entfalten.

Dieses daoistische Qigong wird aber auch als ein Prozess der persönlichen Entwicklung betrachtet und praktiziert. Damit bekommt es eine spirituelle Bedeutung, im weitesten Sinne unseres Verständnisses dieses Begriffs. Diesen Boden zu betreten ist sehr heikel. Wir müssen etwas mit unseren Worten beschreiben, obwohl wir dazu andere Wörter bräuchten. Die uns zur Verfügung stehenden sind zu sehr mit bestimmten Konzepten verbunden, welche denen der daoistischen Kultur nur ähneln, ihnen aber nicht gleichen. Es ist so, als wolle man eine fremde Musik beschreiben. Wenn man sie hört, versteht man sie, wenn man sie selber spielt, erst recht. Man braucht dieses Qigong nur praktizieren, schon ist es einem geläufig; das Folgende ist reine Theorie.

Verbrauchtes Qi abgeben, bedeutet, das Herz leeren und das Eine bewahren, bedeutet, alles aus dem Herzen entlassen, alles Leid, alle Trauer, alle Sorgen, die Begierden, aber auch die Freude und alle guten Vorsätze. Wenn das Herz leer und der Bauch, das untere Dantian, mit Qi gefüllt ist, wenn es keine Altlasten mehr gibt, dann kann das Qi wahrhaftig frei zirkulieren und den Menschen von Grund auf erneuern. Die drei Dantian werden zu einem verschmolzen, dem Zentralgefäß. Die drei Erscheinungsformen Körper, Empfindungen (Bewusstsein) und Geist werden zu einem verschmolzen, dem wahren Qi. Das bedeutet hunyuan, mit dem Ursprung vermischen[3]. Im »Traktat über das ursprüngliche Qi« *Yuanqi Lun* aus dem 10. Jahrhundert, wird das Herz auch als der Ort bezeichnet, an dem das Qi wurzelt. Wenn das Herz frei ist von allen Verflechtungen, kann das Qi sich fest verankern. Darum heißt es an dieser Stelle: Verbrauchtes Qi abgeben.

Nach dem dritten Mal werden die Handflächen statt nach vorne, nach unten gewandt. Während das Gewicht wieder auf das vordere Bein verlagert wird, drücken die Hände das Qi im Körper nach unten in das untere Dantian. Während dieser Phase des Ausatmens und der Handbewegung nach unten, breitet sich das Qi direkt vom unteren Dantian im ganzen Körper aus.

---

3   Es wird mitunter auch als »trüber Ursprung« übersetzt. Hun mit der Bedeutung »trüb« ist aber ein anderes Schriftzeichen.

Deshalb ist die »Göttliche Einheit« wie ein Wind. Sie bewegt sich hin und her in den hundert Kanälen (Gefäßen). Sie füllt oben und stärkt unten. Ist Oben voll, ist der Geist voll; ist der Geist voll, ist auch das Qi voll. Ist das Qi voll, ist auch die Form (der Körper) voll. (»Traktat über das ursprüngliche Qi« Yuanqi Lun)

Wenn Sie die Abfolge nach links, nach rechts und nach vorne ausgeführt haben, gehen Sie über zum dritten Teil:

Zurückkehren zum Ursprung

»Die Sieben Sterne bewegen« wurde schon besprochen. Stehen an deren Ende die Arme kreisbildend vor dem Brustkorb, die Handflächen nach vorne, dann lassen Sie langsam die Ellbogen sinken und formen mit beiden Händen einen leeren Kreis.

Auf Bildern der drei Reinen wird der Himmlische Ehrenwerte des Ursprünglichen Anfangs, *Yuanshi Tianzun*, oft mit einem leeren Kreis zwischen den Händen dargestellt. Der ursprüngliche Anfang ist Leere, ist Wuji.

Die Leere ist ein häufig benutztes Bild in der asiatischen Kultur. In der letztlichen Hinwendung zur Leere, am Anfang und am Ende aller Bemühungen, kommen sich Buddhismus und Daoismus womöglich am nächsten. Im Chan Buddhismus, japanisch Zen, der aus der Begegnung mit dem Daoismus entstand, ist die Zeichnung eines leeren Kreises Ausdruck höchster Vollendung. Die Leere als eine Information finden wir aber ebenso in der christlichen Kultur. Wenn hier zwar das Kreuz als Symbol der Erlösung gewählt wurde, so tragen meines Erachtens doch mehr noch das leere Grab, das leere Leichentuch die Botschaft der Überwindung des Todes in sich.

Ziehen Sie den leeren Kreis mit den Händen heran, durchdringen Sie die Leere, vermischen Sie Ihr Qi mit dem Ursprung. Auch wenn dieser Vorgang wie ein Ritual durchgeführt wird, so hat er doch seine Wirkung. Yi, die Vorstellungskraft, ist ein wichtiger Teil des Qigong. Kritiker wollen daraus ableiten, das alles sei nur Einbildung. Dem ist aber nicht so. Angenommen ich erkläre Ihnen einen Weg, mit allen mir wichtigen Orientierungspunkten, dann machen Sie sich sofort in Gedanken ein Bild von diesem Weg, Sie haben eine Vorstellung. Erst wenn Sie die Wegstrecke wirklich zurücklegen, werden Sie Ihr Bild mit der Realität abgleichen. Doch selbst danach ist dieser Weg in Ihrer Vorstellung noch immer nicht ganz klar und beim zweiten und dritten Gang werden Sie noch vieles wahrnehmen, was Ihnen am Anfang nicht aufgefallen ist. Da waren Sie noch zu sehr mit der Orientierung beschäftigt. Erst nach einiger Zeit hat sich der Weg so fest und sicher in Ihre Vorstellung eingeprägt, dass Sie ihn selbstständig und selbstverständlich gehen können. Wer ein Bild malen, einen Satz schreiben, ein Lied komponieren will, der hat sein Ziel immer schon in seiner Vorstellung gefunden. In der Verwirklichung mögen dann Schwierigkeiten auftreten und das Ergebnis sieht etwas anders aus, als die Imagination. Aber man kann es ja wieder und wieder versuchen.

Entspannen Sie sich und lassen Sie Schultern, Arme und Hände vor dem Körper sinken, bis sich die Hände in Höhe des unteren Dantians befinden. Dehnen Sie sich noch einmal aus, die Arme treiben zur Seite, kommen zurück, die Hände zum Dantian, wo sie ein Dreieck bilden. Konzentrieren Sie sich, spüren Sie im unteren Dantian das Qi zirkulieren und den Körper mit Wärme erfüllen. Bleiben Sie so eine Weile stehen. Je öfter Sie die Übung machen, desto länger werden Sie stehen bleiben wollen. Es kann auch in dieser Phase zu spontanen Bewegungen kommen. Wird der Geist ruhiger, treten auch solche Reaktionen nicht mehr auf. Dennoch sollten Sie sie nicht unterdrücken.

Atmung: Mit der Schildkrötenatmung haben Sie sich schon gut vorbereitet auf die vorgeburtliche Atmung. Sie ist einfach und ganz natürlich, aber wir müssen sie neu erlernen. Zunächst empfehle ich, die Atmung für eine Zeit unabhängig von der Übung zu praktizieren, bis Sie sich daran gewöhnt haben. Bei der vorgeburtlichen oder pränatalen Atmung wird zum Einatmen der Unterbauch leicht eingezogen, beim Ausatmen wieder entspannt. Darum wird diese Methode auch umgekehrte Atmung genannt. Die ersten ein bis drei Tage nach der Geburt kann man dieses Verhalten noch bei Neugeborenen beobachten, dann stellt sich die Bewegung um. Das Einziehen des Unterbauchs lässt sich gut auf dem Rücken liegend üben. Wenn Sie nicht gleich die richtige Kontrolle über die Bauchmuskeln gewinnen, so können Sie beim Einatmen mit einer Hand den Unterbauch leicht eindrücken, beim Ausatmen langsam den Druck nachlassen. Dann versuchen Sie, nach und nach die Bewegung über die Bauchmuskeln zu kontrollieren.

Wie bereits erklärt wurde (Beckenboden leicht anheben, um Qi im Zentralgefäß nach oben zu bewegen), wird mit der vorgeburtlichen Atmung beim Einatmen durch Einziehen der unteren Bauchmuskulatur Qi vom unteren zum mittleren Dantian gehoben. Dort mischt sich das gelagerte Qi mit dem frischen Qi der Lungen. Ausatmend lassen Sie durch Entspannen der Muskeln das Qi wieder in das untere Dantian sinken.

Gehen Sie mit dieser Technik sehr behutsam vor und achten Sie darauf, Qi nicht über das mittlere Dantian zu heben. Wenn Sie einen auch noch so leichten Druck im Kopf verspüren, sollten Sie wieder zur Schildkrötenatmung zurückkehren und die vorgeburtliche Atmung noch eine Weile unabhängig vom Übungsablauf probieren. Man kann diese Methode ja überall praktizieren; stehend, sitzend, liegend, gehend.

Ich wünsche Ihnen viel Erfolg.

Dies ist die Übung »Seiner Natur folgen – zurückkehren zum Ursprung« des Wahren Menschen Huo Long, wie sie heute noch in den Klöstern der Wudangberge überliefert wird. Sie in beharrlichem Üben zu durchdringen, bringt großen Nutzen.

Es ist in China nicht unüblich, seine Kunst, seine Fähigkeit auf einen berühmten Meister aus möglichst ferner Vergangenheit zu begründen. Es ist für uns dann oft nicht leicht, Legende und Wahrheit auseinander zu halten. Nun, wenn eine Kunst gut ist, wenn sie es in sich hat, kann man sie getrost mit einer großartigen Geschichte schmücken. Hat sie aber an sich keine Überzeugungskraft, helfen auch alle Götter und Unsterblichen nicht als Geburtshelfer. Unser Qigong der Wudang Mönche wird dem ehrenwerten Daoisten Zhen Ren Huo Long, mit bürgerlichem Namen Zheng Dongyang, zugeschrieben. Über den Menschen ist nicht viel zu erfahren. Er hat sein Leben dem Studium des Dao gewidmet. Wäre er nicht der Lehrer von Zhang Sanfeng geworden, wir wüssten heute nicht mehr viel von ihm.

Man erzählt folgende Geschichte:

Zhang Jinbao hat in seiner Jugend das Qigong von Zhang Yunyan gelernt und kombiniert nun dieses Qigong mit den acht Trigrammen des Yijing, um eine neue Methode der Selbstkultivierung zu schaffen. Aber das ist nicht so einfach. Nach Jahren mühevoller Versuche kann er keinen Erfolg erkennen. Eines Tages, während er wieder seine Übungen macht, kommt ein alter Daoist vorbei, schmutzig und in verschlissener Kleidung, der ihn auslacht: »Alles folgt seiner Bestimmung. Wenn die Zeit reif ist und alles an seinem Platz, dann erreicht man großen Erfolg mit wenig Anstrengung. Sind die Verhältnisse aber nicht in der rechten Ordnung, wird man auch mit viel Bemühen kaum einen Erfolg verzeichnen.«

Zhang ist sehr überrascht, da dieser zerlumpte Daoist mit gelben Haaren und gelbem Bart nicht bedeutend aussieht, aber Worte mit tiefem Sinn spricht. Deshalb grüßt er ihn mit einer Ehrenbezeugung und bittet sofort um klare Unterweisung. Aber der Alte geht schnell vorbei, eine Hand vor der Brust, eine hinter dem Rücken.

Zhang Jinbao beschließt daraufhin, mit Erlaubnis seines Lehrers Wang Yunhe, in die Welt hinaus zu ziehen, berühmte Meister aufzusuchen und das Dao zu studieren. Als er zum Zhongnan-Berg in der Shanxi Provinz kommt, findet er dort einen Tempel inmitten hoher Bäume. Aus dem Inneren entschweben Weihrauchdüfte und Musik. Als er den Tempel betritt, begrüßt ihn dort der alte gelbhaarige Daoist, der nach dem Tempel Huo Long (*Feuerdrache*) genannt wird. Er lebt seit 90 Jahren an diesem Platz, hat sein Selbst kultiviert und wird nur noch drei Jahre leben. Darum ist er auf der Suche nach seinem letzten Schüler.

Er nimmt Zhang Jinbao an und nennt ihn Xuan Xuan (s. Schriftzeichen), was so viel wie »dunkel« und »geheimnisvoll« bedeutet. Es ist das gleiche Xuan wie beim Beherrscher des nördlichen Himmels, Xuan Wu, dem dunklen oder mysteriösen Krieger.

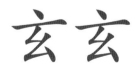

Xuan Xuan

Jinbao gibt sich selbst den Namen Sanfeng (s. Schriftzeichen).

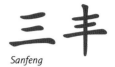
Sanfeng

Der alte Daoist Huo Long trägt die Ehrenbezeichnung Zhen
Ren, was wahrer oder wahrhafter Mensch heißt. Er wird
also nicht zu den Unsterblichen gezählt, gilt aber als ein vollendeter Mensch, als
einer, der sein Selbst zur höchsten Stufe kultiviert hat. Um sich ein Bild machen zu
können, was im Daoismus unter einem Zhen Ren verstanden wird, zitiere ich hier
auszugsweise eine Passage aus den Texten des Zhuangzi:

*Was aber ist ein wahrhafter Mensch? Der wahrhafte Mensch der Alten Zeit machte sich
nichts daraus, dass er arm war. Er setzte seinen Stolz nicht da hinein, etwas erreichen
zu wollen. Er machte keine Pläne. Aus diesem Grunde konnte er einen Irrtum begehen
und brauchte ihn nicht zu bedauern. Er konnte sein Ziel erreichen, ohne dass er Stolz
darüber empfand.*

*Der wahrhafte Mensch der Alten Zeit schlief ohne Träume und erwachte ohne Besorgnis.
Seine Nahrung war einfach, sein Atem tief. Denn der Atem des wahrhaften Menschen
stieg aus seinen Fersen nach oben, während der Atem gewöhnlicher Menschen aus ihrer
Kehle kommt. Werden sie von ihren Gefühlen überwältigt, dann verfangen sich die Worte in ihrer Kehle wie Erbrochenes. So wie sich ihre Wünsche und Leidenschaften verstärken, wird ihre himmlische Natur seicht.*

*Der wahrhafte Mensch der Alten Zeit wusste noch nichts von der Liebe zum Leben und
dem Abscheu vor dem Tod. Wenn er geboren wurde, empfand er keine freudige Erre-
gung darüber. Wenn er in das Sterben eintrat, war er nicht betrübt. Sorglos kam er.
Sorglos ging er wieder. Das war alles.*

*Der Geist eines solchen Menschen ist frei, sein Auftreten ruhig, sein Gesicht ohne Run-
zeln. Er ist ebenso kühl wie der Herbst und ebenso mild wie der Frühling. Seine Freude
und sein Schmerz fließen dahin wie wechselnde Jahreszeiten. Er befindet sich im Einklang mit allen Dingen und kennt keine Begrenzungen.*

Tschuang Tse (Zhuangzi) Inner Chapters
Nach einer neuen Bearbeitung von Gia-Fu Feng und Jane English.
Unter dem Titel »Glückliche Wanderung« in der Übersetzung von Sylvia Luetjohann auf
Deutsch erschienen 1980 bei Irisiana Verlag, Haldenwang (keine Paginierung).

Zeittafel der chinesischen Dynastien

ca. 7000–4000 v. u. Z.	Hemudu-Kultur
ca. 5000–3000 v. u. Z.	Yangshao-Kultur
	Banpo-Siedlung
ca. 3000–2000 v. u. Z.	Longshan-Kultur
ca. 3300–2200 v. u. Z.	Liangzhu-Kultur
ca. 2070–1600 v. u. Z.	Xia-Dynastie
ca. 1700–1100 v. u. Z.	Shang-Dynastie auch als »Yin« bezeichnet
ca. 1100–256 v. u. Z.	Zhou-Dynastie
1100–770 v. u. Z.	Westliche Zhou-Dynastie, Xizhou
770–256 v. u. Z.	Östliche Zhou-Dynastie, Dongzhou
770–476 v. u. Z.	Zeit der Frühlings- und Herbstannalen, Chunqiu
476–221 v. u. Z.	Zeit der Kämpfenden Staaten, Zhanguo
221–207 v. u. Z.	Qin-Dynastie
206 v. u. Z.–220 n. u. Z.	Han-Dynastie
200 v. u. Z.–9 n. u. Z.	Westliche Han-Dynastie
9–25	Interregnum von Wang Mang (Xin-Dynastie) und Anarchie
25–220	Spätere Han (auch als östliche Han bezeichnet)
220–280	Die Zeit der drei Reiche, Sanguo
220–265	Wei-Dynastie
221–263	Shu Han
222–280	Wu-Dynastie
265–420	Jin-Dynastie
265–316	Westliche Jin-Dynastie, Xi-Jing
317–420	Östliche Jin-Dynastie, Dong-Jin
420–589	Zeit der Nord- und Süd-Dynastien, Nanbei-Chao
581–618	Sui-Dynastie
618–907	Tang-Dynastie
907–960	Die Fünf Dynastien und Zehn Königreiche
960–1279	Der chinesische Dreibaum: Zeit der Song Liao, Jin und Westlichen Xia
1261–1368	Yuan-Dynastie
1368–1644	Ming-Dynastie
1644–1911	Qing-Dynastie (auch als Mandschu-Dynastie bezeichnet)
1915–1916	Hongxian-Dynastie
1912–1949	Republik China
seit 1949	Volksrepublik China
seit 1949	Republik China (Taiwan)

Die folgende Liste soll Ihnen etwas helfen, chinesische Begriffe richtig auszusprechen. Die Liste erhebt keinen Anspruch auf Vollständigkeit, doch sind hoffentlich nicht zu viele chinesische Wörter im Text enthalten.

Anlaute

Die meisten Konsonanten werden wie im Deutschen ausgesprochen, mit folgenden Ausnahmen.

Pinyin	Beschreibung
h	wie in la**ch**en
j	wie engl. **J**eep
q	ähnlich wie in Mä**dch**en, aber stark behaucht
x	wie in **ich** mit einem angehängten **s**
zh	ähnlich wie in **Dsch**ungel, aber retroflex (mit zurückgebogener Zungenspitze)
ch	wie in kla**tsch**en
sh	wie **sch**, **Sch**nee
r	ähnlich wie engl. **r**ed
z	wie in Lan**ds**mann
c	wie z aber stark behaucht
s	wie in wei**ß**

Ablaute

Pinyin	Beschreibung
a	wie in w**a**r
o	alleinstehend wie in d**o**ch, nach b, p, m und f eher wie bei uo (siehe dort) vor ng wie in H**u**nger (Qi Gong; Huo Long)
i, yi	wie in n**ie**, außer nach zh, ch, sh, r, z, c und s
i	nach zh, ch, sh und r: wird der Vokal nicht gesprochen
i	nach z, c und s: wie in F**ie**ber
u, wu	wie in B**u**ch, außer nach j, q und x wie bei ü
ü, (u), yu	wie in **ü**ber
ai	wie in M**ai**
ao	ähnlich wie in H**au**s, das u wird ganz schwach artikuliert und tendiert zu o
ou	offenes o wie engl. fl**ow**
ei	wie in engl. d**ay**
ie, ye	wie in **je**der
uai, wai	wie in engl. **wi**fe
uo, wo	wie in engl. **wa**ter
ui, wei	wie engl. **way**

Bekannte Begriffe und Namen in alter und neuer Umschreibe

Wade-Giles	Pinyin
Kung Fu	Gongfu
Chi Kung	Qigong
Tai Chi Chuan	Taijiquan
Tao	Dao
Tao Te King	Daodejing
I Ging	Yijing
Lao Tse	Laozi
Tschuang Tse	Zhuangzi

SpringerMedizin

Lin Cong

Meridian Dao Yin

Übungen zur Aktivierung des Meridian Systems

2008. Etwa 200 S. 50 Abb. in Farbe.
Gebunden **EUR 29,95**, sFr 49,–
ISBN 978-3-211-72087-5

Die Gesundheit ist die Basis für ein erfolgreiches und zufriedenes Leben. Die traditionelle chinesische Medizin sieht im Dao die Basis für unsere Gesundheit. Dieser Begriff wurde erstmals vor mehr als 2500 Jahren von Laozi als der beste Zustand des menschlichen Lebens geprägt. Laut Laozi ist er dann erreicht, wenn wir uns in innerer ganzheitlicher Harmonie, im Zustand von Gleichgewicht und Stabilität befinden und mit der Natur in Einklang stehen. In diesem Buch erhalten Sie wertvolles Hintergrundwissen zum Dao basierend auf Originalquellen. Die körperlichen Übungen des Meridian Daoyin - das Kleinod in der chinesischen Weisheit - werden erstmals umfassend von einem erfahrenen TCM Mediziner in Buchform präsentiert. Alle Übungen dienen der Meridian-Aktivierung und werden schrittweise und leicht nachvollziehbar vorgestellt. Wird das Meridiansystem durch Meridian Daoyin angeregt, werden die Funktionenen zwischen den Organen, des Körper und der Seele gestärkt und harmonisiert.

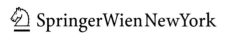

SpringerWienNewYork

P.O.Box 89, Sachsenplatz 4 – 6, 1201 Wien, Österreich, Fax +43.1.330 24 26, books@springer.at, **springer.at**
Haberstraße 7, 69126 Heidelberg, Deutschland, Fax +49.6221.345-4229, SDC-bookorder@springer.com, springer.com
P.O. Box 2485, Secaucus, NJ 07096-2485, USA, Fax +1.201.348-4505, service@springer-ny.com, springer.com
Preisänderungen und Irrtümer vorbehalten.

SpringerMedizin

Shi Chun Wen, Lijun Zhuo

Mit TCM gesünder leben

Zufriedenheit und Lebensqualität für den Alltag

2008. Etwa 200 S. 50 Abb. in Farbe.
Gebunden ca. **EUR 24,95**, sFr 41,–
ISBN 978-3-211-77140-2

Der Mensch ist ein organisches Ganzes und Mensch und Natur bilden ein Ganzes. Nicht nur die einzelnen Körperteile kommunizieren miteinander und sind voneinander abhängig, der Mensch steht auch in ständiger Beziehung und Abhängigkeit zu seiner Umwelt, seinem sozialen Umfeld und seiner Psyche. Nur wenn diese vielfältigen Faktoren in ausgewogener Beziehung zueinander stehen, befindet sich der Mensch im harmonischen Gleichgewicht, fühlt sich wohl und gilt daher als gesund. Dieses Buch gibt nach einem Überblick über die Denkweise, die Diagnose- und Behandlungsmethoden der Traditionellen Chinesischen Medizin (TCM) für jeden Laien verständliche Anweisungen zur Gesunderhaltung bzw. zur Heilung einfacher Erkrankungen und Alltagsbeschwerden. An Hand ihrer Symptome werden Krankheiten aufgezeigt und Behandlungsvorschläge gemacht: Von einfachen Tipps über Kräutermischungen, Kräutertees, Nahrungsmittelempfehlungen und Kochrezepten für einfache Speisen bis zur Bewegungstherapie der TCM-Meridianbewegungen.

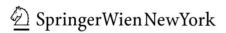

SpringerWienNewYork

P.O.Box 89, Sachsenplatz 4 – 6, 1201 Wien, Österreich, Fax +43.1.330 24 26, books@springer.at, **springer.at**
Haberstraße 7, 69126 Heidelberg, Deutschland, Fax +49.6221.345-4229, SDC-bookorder@springer.com, springer.com
P.O. Box 2485, Secaucus, NJ 07096-2485, USA, Fax +1.201.348-4505, service@springer-ny.com, springer.com
Preisänderungen und Irrtümer vorbehalten.

SpringerMedizin

Robert Egger, Hartmut Zwick, Shi Yong Chuan, Sabine Knoll

Mehr Energie durch Shaolin-Qi Gong

Die Übungen der Mönche für Stressabbau und Leistungssteigerung

Mit Beiträgen von Matthias Lechner, Sathya Bartko.
2006. 200 Seiten. 63 großteils farbige Abbildungen.
Broschiert **EUR 24,95**, sFr 42,50
ISBN 978-3-211-33549-9

Was Shaolin-Mönche und Menschen im Westen verbindet, sind langes Sitzen und konzentriertes, geistiges Arbeiten. Deshalb können wir vom alten Wissen der Mönche profitieren und lernen, wie Energie aufgebaut und der Kreislauf angeregt werden kann und mehr Sauerstoff in den Körper gelangt. Der Weg zum Energiegewinn führt vor allem über die Transformation der Muskeln, Sehnen und Bänder. Mit Hilfe von Körperübungen, die durch Zeichnungen und einfach verständliche Anleitungen dargestellt werden, können Sie erfolgreich Stress abbauen und Ihre Leistung steigern.

Das 1500 Jahre alte Wissen aus dem Shaolin-Tempel wurde lange geheim gehalten und ausschließlich hinter Klostermauern weitergegeben. Erst seit wenigen Jahren teilen die Äbte des Shaolin-Tempels ihre tradierte Weisheit mit dem Westen. Robert Egger wurde von seiner Heiligkeit Abt Shi Yong Xin eine offizielle Vollmacht für die Leitung von Shaolin Österreich verliehen. Als langjähriger, persönlicher Schüler von Abt Shi Yong Chuan erhielt er die Vollmacht, Shaolin-Qi Gong zu lehren.

Springer Wien New York

P.O.Box 89, Sachsenplatz 4 – 6, 1201 Wien, Österreich, Fax +43.1.330 24 26, books@springer.at, **springer.at**
Haberstraße 7, 69126 Heidelberg, Deutschland, Fax +49.6221.345-4229, SDC-bookorder@springer.com, springer.com
P.O. Box 2485, Secaucus, NJ 07096-2485, USA, Fax +1.201.348-4505, service@springer-ny.com, springer.com
Preisänderungen und Irrtümer vorbehalten.

SpringerMedizin

Leo Auerbach, Alexander Meng,
Susanne Schunder-Tatzber, Shichun Wen

Ernährung bei Krebs
nach den 5 Elementen der TCM

2005. IX, 137 Seiten.
Broschiert **EUR 24,80**, sFr 40,50
ISBN 978-3-211-20549-5

Die „Ernährung nach den fünf Elementen" fußt auf dem jahrtau-
sendealten Erfahrungsschatz der traditionelle chinesischen Medizin (TCM) und wird auch zunehmend als Ergänzung zu modernen
Krebstherapien angewendet. Dieses Buch liefert erstmalig einen
guten und umfassenden Überblick. Jedes Nahrungsmittel wird
nach TCM klassifiziert und kann nach Beschwerdebild und chinesischer Diagnostik individuell eingesetzt werden. Alle, die auch
während einer Krebserkrankung mit einfachen Mitteln aktiv die
eigene Gesundheit und das Wohlbefinden ihrer Familie optimieren
wollen, finden in diesem Buch hilfreiche Ratschläge. Die zahlreich
illustrierten und leicht nachvollziehbaren Rezepte erleichtern das
Nachkochen auch wenn man keinen exotischen Gaumen hat und
„ganz normal" kochen will. Durch eine konsequente Ernährung
nach TCM können viele Begleitmedikamente weggelassen werden,
sowie die Lebensqualität und der Heilungserfolg verbessert werden.

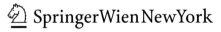

SpringerWienNewYork

P.O.Box 89, Sachsenplatz 4–6, 1201 Wien, Österreich, Fax +43.1.330 24 26, books@springer.at, **springer.at**
Haberstraße 7, 69126 Heidelberg, Deutschland, Fax +49.6221.345-4229, SDC-bookorder@springer.com, springer.com
P.O. Box 2485, Secaucus, NJ 07096-2485, USA, Fax +1.201.348-4505, service@springer-ny.com, springer.com
Preisänderungen und Irrtümer vorbehalten.